文成天縱

『十三五』國家重點圖書出版規劃項目

國家圖書館藏中醫稿抄本精粹

GUOJIA TUSHUGUAN CANG ZHONGYI GAO-CHAOBEN JINGCUI

張志斌　鄭金生　主編

18

廣西師范大學出版社
GUANGXI NORMAL UNIVERSITY PRESS
·桂林·

第十八册目録

平遠樓傳秘方（二）

浸淫瘡

治浸淫方

苦楝根皮切片晒乾煆存性為末猪油

調

又方

瞿麥葉為末再以葉打汁調塗

一方

○

以連丹　鉛粉

爲未刊詞

白禿瘡

馮存仁方

川槿皮三 五倍子五 蛇床子五 紫草三

白芷才 枯凡不

為細末

甘香散 肥瘡禿瘡

楓子肉分 蛇床子分 甘松分 歸身半

三奈分 白芷分 芸香分 東丹半

葱汁九分 枯凡半 川椒二兩去核

為末麻油一斤八兩八葱椒煎枯取出入諸

藥調匀放土上出火氣

大番散

大黃兩 番木鱉兩

為末桐油麻油調敷

一方

苦楝子煆兩 煆綠凡兩

為末麻油調敷

金銀散

牛舌叭艸根摩末陳醋調如泥先以新布擦々去白屑然後敷々一日一次

参黄散

黄蜀葵花　大黄　黄芩各半

為末油調

聖済丹

雄黄　猪胆汁　和匀敷之

一方
白芷　管仲　為末麻油调敷

一方
白頭翁根為末再以白頭翁打汁调敷

一方
青皮甘蔗泽烧存性研末烏桕油调敷

一方

芫花末猪脂和塗之

一方 先薙了後以藥塗之

鯽魚二尾去雜入填瓦花滿瓦上炙研末麻油拌塗

一方

貫仲研末麻油調敷并治漆瘡日三次或用蕪青子末醋塗或用番鼈末塗或用閙楊花菜油浸筆塗之三四次或用苦練根皮猪油調之諸瘡亦可或用亭歷末調或用皂

凡裝猪脚草肉煙末猪油調

五芝散

五倍兩　白芷兩
為末清油調

五星散

五棓錢　雄黃末　生半夏錢　生南星錢
貝母錢　白芷錢　煙緯丹錢　川柏錢
苦參錢

右為細末調敷

掃雪丹 禿瘡

松厚皮煅兩 飛丹兩 寒水石兩 枯凡錢

白芸兩 川連錢 大黃錢 鉛粉錢

為末和勻熬熟油調敷瘡上須先用

川柏荊防煎水洗搽藥

一方

蜂房內貯白凡煅存性剝開邋刀布同研

烟桐油打和敷之

凍瘡

足耳凍瘡

雀腦塗之　鵓腦塗之　鵓掌黄皮焙研

麻油調塗

彩鳳膏

雄雞腦一个 打开　黄占 开　清油半　煎膏

一方

蚱蜢用紫穿好挂在有風處如凍瘡潰

瘡取矢末摻之

一方
白歛一両　白芨半両　白麻油二合
為末和白煎藿卜一个

一方
櫻桃浸焼酒内ゑ間闹毒ミ丰足腫时塗ミ

。完真膏　凍瘡久不收口并治打狗咬人咬
傷瘡毒　久不收口

白占两　藤黄分　麻油三两

研末先化腊入油熬滚入前黄倾罐内入地

去火涂之

一方

生乌附末以调或狗油调或以柏鸡子清

调搽

漆瘡

一方 作瘡

貫仲末麻油調

解毒散 治漆瘡

一方

蓮葉 末油調或摻之

又方

蟹打汁塗蟹荒点可蟹荒点治瘡爛

一方

生紫苏汁末或搽或油塗

瑞芝丹

煅無名異研細末水飛塗

一方

漆入目難盲生蟹打汁塗目即愈

一方

鉄店磨鉄槽中泥塗之或以蟹黄塗

一方

先以杉木花湯洗之次以滑石蟹殼等分
為末濕則乾摻乾則蜜調內服淡綠豆湯

洗方

杏仁　杉木

煎湯洗

瘋

竹林丹

番鱉三钱　白凡半　白芨三钱　斑毛十个

全蝎身　川生皮三钱　槟榔三钱

晒乾為末燒酒半觔隔湯燉乾再加燒酒分

燉去渣用酒色紅搨瘋上

五灵丹

醋熬五棓調膩如膏搽患處紙封之二

日一換三次愈

清燥丸即梯蔘丸每丸華田治一切痢菊花湯下

紫雲風方

晚娘燒火棒即烏不宿粗者切塊約一斤

用燒酒一斤隔水煮一日夜每日一碗或半碗。

吃完即愈

薦方

花粉半 葛根五分 知母三 鮮生地五分

淺参早

鎮江丁恭領袪風丸

大胡麻十匁　苦参八匁　當歸三匁　杏仁十匁

牛膝十匁　蒼朮三匁　川芎二匁　小胡麻十匁

荊芥五匁　防風五匁　白蒺藜七匁

為末水泛丸每日早晩午三服每主或主照

散加風子膏少許攪勻以毛尖茶送下

金参散

蒼鷺廾　苦參廾　檳榔廾　樟冰廾

土金皮廾　南星廾　大風子肉廾　斑毛十个

同甘草廾　煎濃汁

海月散

雄黃三　白凡五　樟腦亥　木鱉七个

海桐皮三　月石半　全蝎七个　檳榔七个

土金皮又　斑毛七个　白芨三　川椒半

射入下

以上葯燒酒二觔八両浸地七日七夜取出用之

遍身風癬方 急

海桐皮 木鱉 以背之 山甲

雄黄 大風肉 斑毛 檳榔

先将山甲刮去皮後以葯調塗之

玉潤丸 羊田

蛇皮風 急 治陽陰二癬

以上皮 三分 大風子肉 二分 樟冰 八分 蓽撥 [illegible]

烟羔丹　杏仁八个

共研末入元米飯醋与燒酒攤成膏藥

貼三日徂揭去即愈

四賢散

白芨三錢　川金皮三錢　番鱉三錢　斑毛五個

晒乾爲末或醋燒酒調塗

蝟皮風

○汾陽散　蝟皮風亦治蛇癇

見散门　蝟皮風極靈

芙蓉散　華田

見散门

○青芝散　ヱ華田

見散二门

○蛤粉散　陳方

熟石羔 両

為末麻油調

翠鳳丹 見散門

胡粉散

煆石羔 三 花粉 五 煆蛤粉 三

為末和勻

一方

又枯花叶晒乾為末敷之

青雪丹 羊田

炉甘石　青黛

象皮膏

貼爛皮風指去膿水再貼

白屑風

一方
牛舌根艸　主　爲末羊胆汁調塗

一方
山豆根末浸油連末塗之

内運拾弐文両運上金也

一　右

中百八拾弐文　余永年賦本高金

一　右

白水足

痘

西洋發痘法　此法陈衷一先生善用

雄黄半　冰片叁　當门子壹

研極细末听用另將鴉雄一只約重二斤餘用刀在雞肚门後剖開至前胸破腹去襍機開即將前藥敷上將雞頭向下尾向上軟绢紮住心窩周时取下臭甚其痘即發出屡試屡驗　葉天士方

繆芳岩捺痘方

先將射香辰砂末入大麻子肉打膏在五月五日午时搽小兒頂心前後心兩手足心兩膀灣兩腋共十三處搽如錢大將此藥搽完不可剩听其自乾不可洗擦一次出数料次年五月再擦只出二祥三年再擦永不出 金鴛水传 極言其效

痘黑靨方 聲泉

用第二番血清水半杯和勻入猪一分温服

良久利下瘀血一二行痘即紅活此方頗驗

又方　痘毒

文武火瓦上煅錫羊屎煅燎烟盡存性為

末麻油調塗之立愈

酵漿法　刘泳泉　治七八九朝痘子乾涸眼開氣

逆内攻之象

桑虫錢半搓熟將老雄雞頂血廿滴西黄五厘

葧薺汁 三小匙 元米漿 半小杯 人乳 半小杯

四味和匀燉温臨服滴入雞頂血 米漿和服

移痘方

凡痘生於目内勢必害目當用輕粉 少許

放膏内貼太陽右目貼右左目貼左痘自

移於他處

痘入目方 聾泉

防風 寿 白蒺藜 三錢 炒去刺 密蒙花 三錢 絹包

穀精草三兩
為末每日食後服之每三錢米泔水調下

痘毒

人参緑臘丸 刻 痘毒仙方

酒煮大黄 半 炒丹皮 卆 滑石 卆

歸尾 二兩 紅花酒拌ソ 檳榔 半 升麻汁拌ソ 花粉 卆 炒

人中白 半 西黄 分 人参 分 另碎

犀角尖 卆 大生地 二兩 酒炒 炒牛蒡 卆

共為細末 和ヲ 加白蜜丸 芡實大 日服二三

丸 開水下

○

化毒五福丹

人參二錢 辰砂二錢 青黛五分 赤苓五分

牙硝五分 元參五分 川連一分 龍胆草五分

吉梗五分 冰片半分 生甘草 金箔十張

和勻煉蜜丸芡實大薄荷竹葉湯灯心

生地汁湯下

東海散

煆大蚌一只 泥裹固煆紅取蚌肉為末麻油調

○百花膏
白蘞 五分 大黄 一分
為末和滾湯攪勻塗之痂易落
一方程味羹
神王豆末塗之痘麦即消
一方萬人痘麦流注
○黄狗子末 一分 白芨末 半
為末和勻

痘後反疤

。至宝丹 刘反疤

青蚕豆二壳 五斤 晒乾炒黄研末麻油调

。痘毒散 二首妙

赤脂 甘草 五棓

為末

白粉散 痘瘡不收口

右墙上白螺螄壳 研 去土洗净煆末湿乾掺妙

一方秦克明

土南星末水調用炭火熬一滚候稠乘

温敷腫處日十数度

一方

赤脂两　寒水石两　土貝等

為末甘艸水調或乾掺

二宝丹

赤小豆两　焙　木別五　為末甘艸水調

痘潰難壓并反疤

墻上多年爛白茅草洗焙為末摻之取其性寒解毒又受霜雪解燥濕水痘皮磨摻之亦妙

赤遊

大青散　丹毒赤遊

生軍 两　青黛 匁　寒水石 煅两

為末

○一方

五棓末　雞子清調

立效方　汪方庚

黄狗子 生　木瓜 生　大黄 两

為細末

玉壺丹　赤遊丹毒

寒水石五分飛　滑石五分飛　為末

一方

文蛤煎膏加入烏梅二个同煎去渣敷之

青蓮散　赤遊丹毒

川連　飛黛

為末羚羊角煎湯泛丸每下犀角湯下

氷連散　小刀刺出紫血少許次用

朴硝两　大黄两

為細末

一方

焙五棓為末雞子清調

一方

治丹毒熱毒

寒水石煅两　蚌粉两

為末芭蕉汁調

一方
刀豆子研末麻油調

胎癩

碧玉散 剂 胎癩経久

松炭丙 煎製 桔几半 木炭半 甘炒半

蛻床半 飛黛钱 緯舟半 川柏半

銅緑钱

共研細末麻油調敷

。

黒芝麻油 剂 胎癩

黒芝麻搗爛用火盞裝袈架或瓊以荷

葉將芝麻放荷葉上烘出油將油拌以連
末銀花烟炱塗上愈後以麻油塗点可其
芝麻渣点可塗之

胭脂膏

赤脂　烟炱　白螺螄殼
為末板油塗

胎癩方　邱一山

枯凡半　松香分　黃丹分　鉛粉分

四英散

緯丹半　文蛤半　烟黑分　銅綠半

為末柏猪油麻油調

○九英散莘田　治濕癩瘡而滲水者

雄黄　姜黄　蒲黄　黄芩

雌黄　大黄　黄連　黄柏

胡黄連

為末麻油敷之

四黄散

川柏　川連　黄芩　大黄

滑石　五倍

為末清油調

○宏濟丹

煆石膏兩　蒼朮兩　鉛粉半　銅綠少許

烟薰兩　製甘石半　川柏半　胆凡少許

為末柏油麻油調

猴痏

○六宝丹 专治猴痏脱皮者

飛滑石卆 炒山甲才 氷片小 飛黛主

五棓卆 赤脂卆 白蠟主 生石羔卆

為細末麻油調或加翠凰十之三

一方

黄狗子末敷之

一方 菊人

三黄煆甘石雞蛋油調

一方
吊毒散　猴疳散　湯陽散

五宝丹 清泰
石羔半　生竹主　川柏半　飛黛
飛滑石半
為細末

八宝丹

西黄下　血珀下　珠子壱ち　兒茶壱ち
馬勃八下　乳石壱下　辰砂壱ち　煆中白壱
爲末和匀

小兒七宝丹　華田

西黄七厘　西珀五下　飛辰砂下　川貝本
珠子二下　煆中白五下　滴乳石五厘
爲末每服二分

湘洲方　按云極炅

土大黃一兩切片晒干　川連三錢　川柏半錢　笋尹土一兩研極細

熬膏後調入猪油八兩熬油去衣膜再熬三味

去渣再入笋尹土攪勻

白石散膏

人中白半　兒茶三錢　冰片半　飛黛二錢

川連汁煅甘石一兩

爲末和勻

冰解散袁印文　猴疳瘡或脫皮無不神效

五棓子 两 為細末麻油调塗亦治胎癩

秘方

鰻鱺灰研細麻油调塗忌魚腥發物禁熱

治此方用之不過五日可以全愈

青蓮散

石羔　川柏　飛黛　五棓

川連　氷片

為末麻油调塗

猴瘡散 剤

鏝鑞灰三分 氷片七厘 川連三分 生艸三分

浄乳香一錢 浄没薬一錢 西黄九厘 兒茶五分

三黄煆牛白半錢 飛黛三分 飛辰砂五分

為末麻油調

應用猴瘡散 剤

煆甘石半錢 飛辰砂五分 浄乳香五分 氷片一分

煆青果核五分 兒茶五分 浄没薬五分 軽粉五分

兎糞末 血竭末
為細末

靈石散
五倍子 煎濃湯調没石子末子敷之

表方
文蛤子 煎汁入煆白螺螄殼末胆几末末
氷片少許

火痳

○芙蓉散 葦田 治火痳

绛丹 二分半 熟石膏二分 滑石一分 水飛

為末芙蓉葉汁調

○青黃散 治火痳

大黃 一分 青黛 三分

為細末

○三白散 葦田 治火火痳

石膏研　滑石研　寒水石研
為末調塗
火痛赤腫方
生軍　研末塗之

熱癪

癪生頭面方

川連　大黃　白芷　朴硝

為末雞子清調

○熱癪方

川連半　生軍半　地骨皮两　朴硝二两

為細末

青龍丹晉卿

青黛两 五棓子 糠青三钱 净乳香六钱

净没药三钱

共研末用萆蔴肉分打烂入末药拌匀

再打十下 治热癀初起涂膏药涂之立

消愈疗

平遠樓傳秘方目錄

口瘡

汞毒口臭

牙

取牙

牙衂

牙癰

爛牙瘡

走馬牙瘡

○

咽喉

元雪　乳蛾及喉癰先以元明粉二錢雄黃二錢漱口

元丹　元明粉　冰片　和勻吹之

絳雪

月石半　寒水石二錢　牙硝二錢　辰砂二錢　冰片少許

一方　治乳蛾喉風

榆豆葉炙研末吹之

萊仙丹　危丸　腫喉

山豆根子　射香子　氷片　共為末

魚胆散　喉風

黒魚胆汁拌月石末晒乾吹之

壁銭散　吹娭喉

壁喜窠数个　瓦上焙乾研細加氷片少許吹之

瑤草散　口舌生瘡喉腫痛

蒲黄子　薄荷一斤

右葯取水五升浸一日夜入鍋加水五升煎至一升絞去

渣燉膏置碗內入提過元明粉八兩重湯煑化取露星月下凝結成氷微乾入飛黛二兩共爲末用絹袋盛儲懸透風處愈久愈妙每以少許搽痛處立效

乳蛾散

席草子二个含口內嚥汁即消

吹喉方

高門子一張包入指甲煆灰西黄珠子氷片

先將紙包灯心指甲炙末後將餘葯吹之

咽痛散 丹 陰霊者

甘草細末將蜒蝣大者約十餘条放末内脫壳取出再加十餘条如是數次將末晒乾研細入珠黄散吹之

○○○

子字號 治乳蛾喉風牙癰腫痛咽痛

月石 四两 元明粉 四两 飛辰砂 二錢四分 氷片 五分 為末吹之

○○○

紫璧丹 治一切喉痖紅腫脹痛及喉癰牙疼牙交癰

子字號 八两 元丹 一两 即灯草灰 和匀吹之

碧丹 華田 治喉痺專能消腫清痰熱解毒去風治碎

製玉丹 三分 冰片 五厘 百草霜 半匙 共玉丹二味研細和勻吹

薄荷末 二分後加 甘草末 三匙 元丹 一厘 次入研勻如瓦灰色

拌和磁瓶裝好此丹宜臨用配合凡遇春夏需薄荷多玉

丹少秋冬反此

○珠黃散 葦田

犀黃 一分 兒茶 三分 川連 三分 冰片 一分 珠子 五分

○○金丹 葦田 消腫毒治風熱及痰閉喉閉出痰涎神效重舌

亦妙如舌菌舌瘤同碧丹同吹

牙硝 一錢八分 殭蚕 一錢五分 氷片 一分 蒲黄 四分 牙皂 一分

回生丹 劑

煅中白 丕 氷片 少許

金鎖匙 草名玉鑰匙 治喉痺三日用此開痰

氷片 二分半 殭蚕 矣 二錢半 雄黄 二錢 月石 五錢 焔硝 一両五錢

碧玉丹 劑

二方薄荷 五錢 元丹 五分 青果灰 五分 生蒲黄 五分 甘草 五分

氷片少許 川柏猪胆汁浸炙淨末五分 青礞石一両用火硝四錢隨將石煅紅漬再煅再漬俟乾硝石為度研飛用五分或一錢

禁丹華田 治喉癰牙疼

薄荷一錢五分 川柏一錢 青黛五分 元丹二分 白芷二分

氷片二分 甘草五分 蒲黄一錢 川連錢半 朴硝一錢分

人中白一錢 月石一錢 枯礬少許不用亦可

飛禁丹華田 一名飛仙禁

犀黄一分 氷片一分 薄荷一錢 川連五分 辰砂分半

蒲黄四分 提硝錢半 月石七分

另加山豆根五分為末吹之惟舌上不用

○

玉珠丹 峯田

犀黃分半 元明粉一錢 珠子分半 月石錢半 殭蚕七分半

冰片三分 辰砂分半

黃金丹

犀黃分半 姜蚕三分 蒲黃三分 薄荷分半 冰片分半

白芷分半 珠子三分 鎗硝六分

共為末吹之

○中字號 漱口

元明粉一分 雄黄三錢 為末

○元丹

燈心煅灰存性

○鳳髓丹 治喉癰吹之可吐痰出亦涌吐之法

元明粉四兩 煅月石四兩 雄黄三錢 飛 冰片五分

珠黄散 劉 治爛喉風口舌瘡舌紅碎痛爛牙瘡

飛黛一兩 煅月石三錢 珠子五分 犀黄一分 又一方冰片下 飛中白半

眉寿方 半帆

懶蝦草絞汁晒乾取下吹之

碧丹 劉 治消疫湿熱

牙石硝 一銭八分 蒲黄 四分

右薬為末次下姜蚕 壹分 牙皂 分半 氷片 壹分

開關吹鼻散 華田 喉閉喉風危症

雄黄 一銭 白芷 一銭 焙川芎 二銭 杜酥 一銭 樟氷 二銭

胆礬 一銭 生南星 二銭 焙草烏 一銭 皂莢 四銭

為末男左女右吹鼻中

○○神験丹　即神白散

人中白飛一両　氷片二分

○玉液上清丸　華田　一切咽喉

薄荷七両　砂仁二銭　柿霜二両二銭　月石一銭　桔梗二両三銭

甘草両半　百薬煎二銭半　飛僅銭半　防風九銭　川貝九銭

元明粉一銭　氷片一銭　白蜜三両

右薬研末泛丸每顆三分噙化不拘時

黄瓜硝

老黄瓜一条切開頭去瓤用皮硝裝滿仍用頭蓋好懸掛

屋檐俟瓜軟水流内外見去硝牙收下吹喉點火眼亦妙

四仙禁 葦田

提硝 錢八分 蒲黄 四分 川連 三分 月石 八分 冰片 錢半

梅雪丹 一錢 或加薄荷一錢 白芷三分 川連五分

壁錢散 葦田 爛喉風

壁喜窠白衣 七个 活壁喜 二个 明礬 七分

右味研作一團放銀鑵内煆枯研細吹之

柳青散 葦田

川連 四分 洨苓 四分 青黛 五分 氷片 二分 川柏 八分

薄荷 一錢 兒茶 八分 白芷 二分 甘草 三分

右药晒乾研細吹之

熊丹 劉 降疲

青魚胆陰乾研細入氷片少許

珠黄散 喉風

丹月石五錢 元明粉一两 辰砂一錢 雄黄五分 氷片
麝香少許 為末吹入即消

珠黄散 天治喉風及口疳
珠子一錢 人中白一錢 人中黄一錢 犀黄三分

金丹 劉
鎗硝一两 雄黄少許 為末吹之

牛膝散 華田吊疫消腫並治喉癰初起
上牛膝根切片為細末吹之或加氷片少許

亥字號劉 即喉科牛黄丸

明礬 一兩　巴豆 二十一粒

二味同入銀罐内燉滚俟礬枯去巴豆用礬每兩加小姜黄一錢麪糊為丸雄黄二錢為衣桐子大每服七粒姜湯下用萊菔汁下尤妙牙關能開通竅降痰

金石散 張友樵 陰虛火炎咽痛若梗

珠粉 四分　血竭 三分　元丹 七分　人中白 一錢 漂　月石 五分

金果欖 七分　海浮石 一錢　元參心 七分 烘干　共為末和勻吹之

瓊液清心丸 劉口舌生瘡

薄荷五錢 川柏五錢 川連一錢 飛黛一錢 月石錢半

氷片三分 蜜水丸如芡實大化一丸

聖濟通關散 葦田

雄黃一錢 藜蘆一錢 皂莢一錢 為末吹之

止腐丹 治咽喉一切症

東肉煅人中白一兩 月石煅一兩 飛黛一兩 氷片少許

為末吹之

解毒散　喉閉

氷片一錢　射香一錢　青黛一錢　生草一錢　殭蚕一錢

馬勃二錢　元明粉一両　生蒲面五錢　為細末吹之

一方

羅青三錢　生蒲面五錢　盆硝三錢　甘草一錢

雞金散　爛喉

珠子三分　犀黄三分　内金一錢　不落水同煆　内肫蟢蛛窠均可矣灰三分許

製蚕一錢　元丹五錢　象牙屑烘脆一錢　人指甲五分烘脆研末

○

金鎖神丹　喉癬府　專治一切喉症口府此秘方也

天竺黄一分　煅月石一分　上青黛飛半　飛辰砂三分　邉血竭二分

冰片一分　兒茶二分　為細末吹

玉匙散　喉腐

臭花娘根葉研細末一兩生葉時則用根

馬勃五錢　象貝母四錢　滑石三錢　兒茶三錢　飛黛三錢

甘中黄三錢　桔梗二錢　蟬衣二錢　薄荷頭二錢　為末

碧雪丹　治一切熱在上焦口舌生瘡舌强腮腫

生蒲面一銭　生甘草一銭　煅月石一銭　朴硝石一銭提浄　飛黛一銭

為細末和匀吹

龍珠丹　治喉腐腫痛

犀黄一分　馬勃三分　熊胆一分　桔梗二分　珠子五分

氷片一分　壁喜窠八个炙

西黄散　治瘀癬瘀痺

辰砂一錢　珠子一下　氷片一下　雄黄一下　月石一錢

西黄一下

為末和匀吹之

爛喉丹痧

喉痧吹薬　一切喉症

薄荷二分　犀黄二分　人中白煆二分　元明粉二分　生蒲面一分

生草一分二厘　氷片一分二厘　元丹一分二厘　月石二分　百草霜煆一分

共為末吹

靖痧袪温丹　西山廟前張姓買此薬

朝天子切生研十粒　此味生閩漳洲木本　貴則三四百文一両　賤則三四十文一觔　製半夏三分　製南星三分

飛青黛一銭五分　生蒲面一銭三分　元明粉一銭五分　氷片五分　薄荷三分

元丹五分 青果炭五分 為細末和勻吹
爛喉丹痧散 湘 兼治口府
陳胆星三錢 生草三錢 冰片五分 人中白五分 滑石飛三錢
陳橘葉三錢 犀黃五分 射干二錢 珠子三錢 白菊叶摘下揩淨晒乾三錢
陳佛手乾三錢
又方 湘 吹喉腐
紅棗四兩去核皮炙 冰片二分 銅綠二厘 雄黃七錢半 射香二分
西黃三厘 明礬煅二厘 研勻

吹喉方

月石二两 胆礬三钱 红鈔炙 廿張填年月日 人中白三两 青黛三钱

葉氏方

臭花娘根汁一钱冲入福珍半飯碗温服出汗而愈

喉痧方

壁喜窠炙三四十个 射香二分 犀黄一分 冰片一分 人中白五分

青黛一钱 珠子三分 為末極細吹之

塞鼻丹 以药裝滿仍以棗肉蓋上杵好塞鼻男左女右丹痧即

提於頭面過一週時即愈

巴豆七粒 白胡椒七粒 乾姜三分 紅棗去核 射香一分

葉天士喉痧方

珠子一錢 人中白二錢 辰砂一錢 鈔二張臭 雄黃三分

頂甘石二分煅飛 冰片少許 煅月石一錢 西黃五分 元明粉一錢

異功散

班毛去翅豆糯米炒黃，去米四錢 射香三分 全蝎六分 元丹六分 血竭六分

淨乳香六分 淨沒藥六分 冰片三分

為末極細封口不出氣將膏藥拷與藥末患左貼右患右
貼左

又方
上肉桂葉晒乾為末即以鮮〻土肉桂葉汁和丸噙化下

五葉湯　痧子痳痧
紫蘇葉　藿香葉　芫荽　西河柳　葉桑
各五錢煎湯揩皮膚

爛喉風

口疳珠黄散

方見口疳門

翠雲散

方見口疳門

青壁散

犀黄（五厘） 青黛（六分） 氷片（二厘） 壁喜窠（廿个） 珠子（三分）

人指甲（五厘焙 男女互用） 象牙屑（三分 炙黄） 為末吹之

瓊玉散 治爛喉風極靈

土貝母三錢 馬勃一錢 桔梗一錢 薄荷七分 人中黃一錢

冰片寸許 月石七分 飛黛一錢 連翹一錢 射干一錢

生草一錢

甲字號 治爛喉風口痛

馬勃五分 甘中黃五分 冰片少許

為細末吹之

舌衄

元珠丹 濟川 血從舌上出

茅根炭 車前炭 血餘炭 爲末吹之並煎服

一方

炒槐米研末摻之

一方 此方極靈並治翻花舌瘡一人患菌得此方用之而愈

生蒲面摻之

一方熱壅舌上血如泉出

五倍子一両　面芸五銭　牡蠣一両　為末掺之

一方

海螵蛸三銭　生蒲面三銭　吹之

舌咬砕方劉　舌咬砕或咬斷欲下

用口疳珠黄散劉生肌八寳丹龍井散搽並用鳳皇衣套

上即愈

木舌攁舌

金璧丹　治木舌重舌子舌脹

生蒲面三両　氷片少許

吹之若能嚥葯用川連一味煎湯呷之瀉心火即愈

冪雲散　治木舌攁舌

方見散门

蒲灰散　功用同上

蒲面　頭髪灰　為末吹之

翡翠散　木舌重舌

生蒲黄一兩　飛黛三錢　煅月石四錢

一方

生蒲黄　飛黛　甘草　盆硝各一錢

舌腫吐出尺許方

氷片少許吹之卽縮入再用血餘炭細末吹之

木舌

舌腫塞口不能食方　瀉火心自愈

蒲黄四兩　搽舌上腫退若能嚥藥以川連煎湯呷之

蕙莊方

舌卒腫大而哽閉哽用皂礬煅紅俟冷摻舌上即愈

一方

火硝三分 氷片一分 月石三分 胆礬二分 青黛二分

製蚕二分 為末吹之

一方 擡舌

海螵蛸末雞子黄塗之

柳花散 重舌

生蒲面一銭 川柏一銭 煆中白一銭 飛黛一銭 氷片五分
煆月石五分

蒲黄散

生蒲面一分 露蜂房炙一分 白魚一分 搽舌上日三次

清液丹 鵞口重舌

青黛一銭 氷片一分 元明粉一銭 生蒲面一両 竹瀝調塗

重舌方

川連 氷片 螵蛸 生蒲面 研末搽之

舌卒腫大而硬咽哽方

皂礬新瓦上煆紅俟冷為末搽舌上即活

舌菌

口舌生菌

明礬末 三分 麝香 三厘 氷片 五厘 刀豆子 一粒

共為末搽患處細綃線緩々切斷

化氣丸 治同上

麝香 二銭 研 白芥子 三銭 研 元胡索 一銭 炒 川鬱金 三銭

右為細末水泛丸日下二銭

沃雪丹 點舌菌牙菌

人中白五分 瓦松一錢 瓦上苔一錢 滀雞屎一錢 番硐五分

用銀罐子二个裝藥將口鹽泥封固煆三炷香取出加射

香一分冰片一分研細末磁石針刺破菌用點丹少許點之再

以蒲黃蓋其上

一方 反花舌疳舌菌

口疳珠黃散一両 蒲黃面一両 和勻

內服方

大生地 玉竹 茯神 人中白

阿膠 麥冬 丹皮 京元參

天冬 赤芍 土貝母

又方

甜瓜蒂煆末或熊膽

口疳

綠寶丹 戊 口疳

煆中白二錢 氷片三分 飛黛二錢 兒茶一錢 月石一錢

邉竭三分 為末和匀吹之

酉字號

不落水雞内金一錢 洗浄 氷片一分 原方有兒茶一錢

鳳衣散

鳳皇衣三錢 煆 橄欖核三錢 人中白三錢 氷片一分 兒茶三錢

口牙痛散

煅中白一両　兒茶五銭　川柏三銭　薄荷三銭　青黛三銭

氷片少許

右為末和匀陳茶漱口然後吹薬任其流涎

口痛散

陳蝸牛殻煅灰加兒茶少許為末吹患處十次即愈

青龍散

飛黛五銭　月石五分　氷片少許

○神駿丹 即神白散
煆人中白 一両 氷片 少許 為末和匀吹之

青袍散
飛黛 氷片 人中白 為末吹之

口爛方 楊
薄荷 君 人中白 臣 氷片 少許
如口疮重加梅丹同吹

口疳散

犀黃二厘 冰片五分 珠子八分 煨石羔五錢 研末吹

口疳百濟丹

鬼饅頭一个炙 煅研 冰片少許

牛黃散

犀黃一分 辰砂一分 月石一錢 飛黛一分 黃浓 硝石分半

川連八分 冰片一分 川柏八分 雄黃一錢

丹蟾丹 治走馬疳一切口疳

川連五錢 月石五錢 雄黃五錢 川柏五錢 飛黛一錢

氷片一錢 元明索一錢 辰砂一錢

鰲禁丹

禁菂錢八分 蒲黄四分 川連三分 氷片二分 元丹二分

絳雲散

兒茶五錢 辰砂二分 氷片二分 珠子二分 乳石二錢 犀黄一分

紅菂散 龍九 口疳

兒茶五錢 辰砂二分 乳香二錢 犀黄一分 珠子二分

氷片 二分

尤氏治腐八寶丹

薄荷 三錢 兒茶 三分 乳石 三分 犀黃 三厘 珠子 一分

氷片 二分 辰砂 飛 三分 血竭 一分

牙疳散 喉蛾口疳

青黛 一錢 兒茶 一錢 煅龍骨 一錢 三黃製 月石 一錢 血竭 一錢

氷片 五厘 西珀 一錢

紫袍散

青黛五分　氷片三分　辰砂五分　胆礬七分　山豆根一銭
月石五分　元胡索七分　石膏五分　人中白煆五分
白玉散　牙爛一切口瘡
胡連五分　胆礬五厘　氷片二厘　兒茶五分
白粉散
墻上白螺螄壳煆灰入氷片少許
一方　治口瘡
甘蔗青皮煆搽之或油調亦可

二聖散

烏梅炭二个 氷片五厘

桑英散 口瘡

桑螵蛸煆灰為末入氷片和匀吹之

氷黄散 口舌牙齦起瘡碎痛

氷片二分 黄柏八分 熟石膏兩二錢 煆月石四錢 辰砂末三錢

一方 楊 治孕婦口碎

煆辰萬仁為末加和氷片吹之

一方 治疳亦治口瘡

煅葶藶存性研末搽之

口疳丹

青黛一銭 兒茶一銭 月石一銭 氷片二分 龍骨一銭

一方

牛糞尖三銭 煅灰雄黄三銭 為末毎一銭末葯加氷片二分

○口疳珠黄散 口舌喉疳口糜爛喉風承毒口爛

煅中白八銭 青黛三両 飛 煅月石三両 氷片一銭 珠子一銭二

犀黄三分　如爛牙疳加珠粉散翠雲散極效

寅字號

松羅茶五錢　炒山梔五錢　川樸五錢黑棗肉三兩包朴炙研　飛黛一兩

氷片一錢　人中白三錢煅

吹口珠黄散　痘後痧後口疳

嫩犀黄一分　氷片一分　兒茶五分　薄荷五分　珠子二分

生草五分　飛中白一錢　川連五分　雨前茶五分　飛青黛一錢

花粉一錢　煅月石一錢

翠雲散
蒲黄㽞 一両 口瘡珠黄散 一両
黄石口瘡丹
犀黄 二厘 氷片 四分 珠子 六分 熟石膏
珠粉散
石膏粉 一両 氷片 二分
劉春塘口瘡散 痘後口瘡
珠子 五分 犀黄 五分 人中白 五分 川連 五分 月石 五分

兒茶五分　青黛五分　花粉五分　冰片五分　生草五分
薄荷五分　雨前茶五分
冰黄散　口舌牙齦起疳
熟石膏两二　煅月石四錢　辰砂三錢　冰片二分　川朴八分
口疳藥陳　治走馬疳爛牙疳口疳
川柏二錢　荊芥甘草清水浸之俟軟取起炒至金黄
色勿令焦再入蜜湯煎一次晒乾研末
珠子一分　甘草一錢　兒茶三錢　薄荷六分　冰片六分

辰砂 少許 白芷 四分 人中白 六分 三黄製 龍骨 四分
如痘後不用龍骨

蒼壁丹 口疳喉癬結毒
川連 三分 飛黛 三分 煅中白 五分 犀黄 二分 兒茶 三分
元丹 三分 重者加珠子

上海葛姓神效疳方
飛黛 三錢 川連 六分 月石 六分 川柏 五分 龍骨 一分
生草 一分 胡連 一錢 兒茶 六分 人中白 六分

金鎖神丹　專治喉痈乳蛾喉癬口痈也秘方也

天竺黄一分　辰砂三分　煅月石一分　氷片一分　兒茶二分

邉竭二分　飛黛一分

一方　治口痈走馬痈

屋上風晒陳猫屎炙灰存性研末加氷片少許極妙

一方有辰砂

九轉凌雲散九

薄荷五分　兒茶錢半　甘草三分　珠子一分　氷片一厘

川柏二分 龍骨二分

有膿加白芷二分 如痘後去龍骨川柏加犀黄一分

牙疳立效方

蒲黄五錢 文蛤五錢 飛黛二錢 冰片一分 寒水石煅一兩

五寶散 龍丸

犀黄二分 乳石四分 西珀五分 珠子五分 冰片一分

止血加三七 牙漏加熊胆 結毒加辰砂

口爛八寶丹 龍丸

犀黄 西珀 乳香 氷片 珠子
没薬少許 射香
牙漏加熊胆止血加三七虚火加人参末

立勝散 仲如 喉痛口痛
犀黄五厘 製蚕五厘 氷片五厘 児茶分三 青果灰分三
生蒲黄二分半 雄黄二分半 川柏二分半 飛黛二分半 月石二分半
人中白飛二分半 荊芥分半

化熱丹 治口痛極霊

飛黛五分　生石膏一両

汞毒口爛出血化熱丹

雞内金炙　兒茶

鳳凰膏　鎖口瘡内毒瘡

雞子廿个　去清用黃燉油去渣調

輕粉末　川柏末〻　搽〻即愈

汞毒口臭

一方　治軽粉毒口牙爛出血

貫衆五銭　川連五銭　為末入氷片少許

口臭方

兒茶四銭　桂花五銭　月石五銭　薄荷五銭

甘草熬膏作丸噙化

牙

牙疼方

班毛末放膏上貼外面即愈或用樟氷末亦可

牙痛方

韮菜子末　花椒末

又方

鶴虱　甘松　白芷　北辛

牢方止痛方

石燕 三對煅醋淬七次 青鹽 一兩 浄乳香 一兩 北辛 五錢

為末揩之荊芥潄口一方去辛乳加射少許

齒踈不堅方

石燕 五錢煅淬米醋淬七次 青鹽射香各少許研勻揩牙

牙齒蠹黑 此係腎虛

胡桐淚 一兩 丹砂 五錢 射香 一分 為末摻之

牙疾出血

胡桐淚 五錢 研末夜夜貼之

取牙

去牙方

紫玉簪花根汁　胡椒末三厘　拌和貼膏上

落牙方

玉簪花打汁半杯將月石胆礬各五分為末拌作餅入花汁内晒乾加射五厘共研末凡牙將落難落者銀針挑牙根出根將藥末點上立時取下

一方

玉簪花根一銭 鷹糞一銭 為末點牙床上

附方如寫字錯用銀針將葯敷字上一彈即去

取牙靈丹

白玉簪根一銭晒乾 急性子一銭 楓樹皮銭二分 紫玉簪根一銭晒乾

共為末〻上即落好牙上不可見葯

一方

玉簪花根汁鵓鴿糞汁共煎晒乾為末搽牙即落

取重牙方 韻湄

白玉簪花根汁盛磁器中烈日晒乾刮下加氷片津調放
牙上漸揺漸数三日即落且不痛楚

一方
白砒一銭　巴豆肉一銭
二味納竹筒内用木塞〻緊浸糞坑内七日取出去
竹將物研細點齦上片時洗之数日愈

牙衄

三仙散 藻庭 治牙衄如泉

地楡炭一錢 青鹽七分 川連七分 血餘炭一錢 貫仲一錢炒炭

煅五倍一錢 或加煅龍骨

蒲金散 劉 烏參散 玉机 九竅出血

方見止血門 血餘炭分 焙棕灰分 陳蓮房灰分

為細末或吹或服

水珍散 牙血不止

蓮房煅炭 為細末吹之

碧梧散　牙縫出血不止
梧桐淚一錢　研末乾貼牙縫
牙宣散
蚕休七分　氷片少許　生牛膝二分三　生漆塗煆存性
一方
百艸霜　龍骨　炒鹽　為末吹之
烏龍散　牙宣
煆五倍末敷之即止或鮮刀豆切片煆末

紫金散　解風熱疏積壅去口氣止牙宣消牙齦一切痛

生大黄一两　煅存性研末清晨漱口搽之

桃花散　牙齦出血

寒水石煅三两　辰砂飛二錢　炒甘草一錢　氷片一匙　少許搽之

珍珠散尤仲如　治牙宣上屬肺下屬胃牙衄乃胃熱實火旺

煅龍骨五分　兒茶五分　薄荷五分　象皮五分　寒水石五分

血竭五分　西珀五分　辰砂五分　珠子五分　烏賊骨一錢

氷片二分半　参三七一錢　降香節一錢

為末將棉花捺團蘸藥塞之勿動一二次即愈

牙宣散 即筆退散 牙血不止 烏龍散

黑山梔末敷之即止 煆五倍為末敷之即止

潛龍丹 雲

曹子千患牙根甚內服此方外搽三神散而愈

此丹不論牙鼻耳衄即耳目鼻一時齊出者服之無不愈

大生地 鮮石斛 牛膝炭 丹皮炭 麦冬

炙龜板 側柏炭 炒蒲黃 知母

牙癰

元砂散　牙癰腫脹牙痛擦之即止

火硝一銭　元明粉五分　川柏五分　生石膏五分　青鹽三分

氷片二分　全蝎三分茶洗炙　月石三分　雄黄三分　杜酥五厘

療牙止痛散　華田

麝香五厘　牙硝三銭　月石三銭　雄黄二銭　氷片分半

碧玉丹　劉

二方薄荷五銭　甘草五分　氷片少許　生蒲黄五分　青果炭五分

元丹五分 川柏末五分 猪胆汁浸炙净研細末 青礞石一両火硝四銭泡将石煆紅淬再煆乾硝水為度研細飛用五銭 或用石一銭

子字號

月石三両 元明粉三両 氷片少許 辰砂三銭 飛

紫碧丹

子字號八両 元丹八銭 即灯草灰

京都一間楼劉氏玉帯膏 一名白玉膏 一名柳汁膏 治一切牙痛係宣火者

五色化透龍骨二両 煆紅傾入後藥汁内淬乾

川柏五钱 黄芩五钱 卮子三钱

三味煎汁傾入煅龍骨候乾為末再以鉛粉二兩射香

一钱二分共研細末貯磁瓶內加黄占四兩机占尤妙坐

滾水頓化拌匀拌作火錠用溪縣紙鋪火爐盖上將

葯刷在紙上煎碎卧時貼牙上次早有黑可驗

一方用生龍骨煅石膏為末加氷片樟氷後下射

香和匀貼上法

一

天祿玉帯膏

陽起石錢半 華撥三錢 黃占一兩 白占一兩

將占先化烊然後和葯調紙上

固齒白玉膏 鮑濟川 治一切牙痛搖動不牢

陽起石五錢 生龍骨 二味煅紅入紅葯汁內七次

紅葯汁方

殭蚕四十九条 當歸五錢 升麻五錢 白芷五錢 防風五錢

青鹽五錢 川芎 牙皂五錢 藁本三錢 北辛三錢

地骨皮五錢 煎汁淬二次不俟乾研細末加入

鉛粉一両 珠子三銭 象牙屑五銭 射香二銭
為末和匀用机占三銭溶化入末調匀乘熱攤紙上
用時先漱口煎成条子貼牙上痛處

一方
樟氷末放膏上貼面上對痛處

一方 火牙痛極靈
鬼饅頭一个切開将塩色在内風乾炙灰存性研末
加氷片少許和匀吹之

一方　火風寒虫痛
潮腦五錢　放碗底内上蓋薄荷二錢用紙密封碗口煆碗於
文火中煨一炷香俟葯升上用雞毛拂下加氷片少許
入小瓶内搽之即愈或小銅勺茶杯合煨加薄荷五錢

蛀牙痛方
臭蕪荑仁放蛀孔中及縫中極效

一方
火硝一錢　氷片一分　雄黄一分　元明粉一分

為末和匀吹之一方無硝

四聖丹

牙硝四銭　月石二銭　生蒲黄二銭　氷片一分

吹牙散　原治乳蛾今治牙疼不成腐者或痛而不腫者

提火硝五分　月石五分　雄黄一分　氷片三厘　為末吹

止痛散

樟氷五分　月石一両　火硝一両　為末吹

一方

没石子為小硯嵌牙內

塞火牙痛方 春

西瓜硝（二钱） 煅月石（一钱） 冰片（五分） 飛黛（一分） 雄黄（五分 飛）

必勝散 春

煅月石（一钱） 火硝（一钱） 樟冰（一钱） 青鹽（一钱） 為末擦牙

牙疼膏 牙動不牢

白龍骨（二钱五） 官粉（二钱五） 麝香（分半）

研細末用樺占一兩磁器化開入藥末於內攪勻成大

錠焼炭基一个貯手爐内以光杓盖好用棉紙鋪杓上
以葯錠順推之漸烊攤好俟冷煎条貼牙上卧時用

牙痛方
生石膏一两 氷片一分 為末吹之

除牙漏方
三品散用熟粉糊為丸或為条打入孔中

去漏丹
蜣螂末二分 象牙屑一分 紅升二分 熟粉糊為条打之

爛牙疳

人白散 即清解散

蜒蝣八兩 人中白一兩 飛黛一錢 熟石膏一兩

同打晒末搽之

深疳散

方見走馬疳门

蒲金散

方見止血门

消疳散　凡口臭牙根宣露牙板起搖動齦肉按之微

有膿出或逾一載或半歲不愈者係濕熱蘊蒸內

服平胃散外吹此葯

煅皂礬紅　人中白　銅綠　冰片　麝香

先將上三味研至極細另以冰麝研細然後五味和勻

玉華散　咬牙疳

煅石膏三兩　辰砂三錢半　冰片少許　研末吹之

青黃散　小兒口疳

雄黄一錢 銅緑二錢

牙疳宣露膿血口臭者

胡桐涙二両 枸杞根一升 每日用葯一錢煎湯熱漱

又方

胡梧涙 葶藶 為末掺之或单用胡桐涙掺

血竭散

寒水石四両煅 蒲黄五錢

柳花散 囍庭 痘後疳後口疳

蚘虫一条煆灰吹之

文蛤散

文蛤一个用白礬装入令満再用南棗五个紙包一霧又煆存性珠子氷片牛黄各下和匀若走馬疳加海馬一个為末和吹甚效

清疳散

爛牙疳

五倍子炒一両　枯礬一錢　銅青一錢

為末和匀泔水漱口掺之

五白散

五倍子炒一両　雄黄一錢　青黛一錢　氷片少許　枯礬少許一錢

人中白一銭

若走馬疳加月石煅白馬蹏麝香少許先以飛塩

米泔漱口以葯搽之三次即瘥

玉粉散　口疳下疳

飛黛三銭　飛丹五分　寒水石一銭　石膏一銭　枯礬五分

研細末毎葯末一銭加氷片五厘

戌字號　牙疳

冬時雪地白色狗屎以夏布袋盛之水中淘出白骨漂

浄瓦上焙乾白骨一銭加氷片麝香各五厘為末吹之

樂字號

人中白二分 犀黄五厘 寒水石二分煅 青黛一分 氷片一厘

地龍散 牙齦宣露 日三次

蚯蚓床水和為泥煅紅研之如粉臘月猪油敷上

牙疳散

胡連五分 兒茶五厘 胆礬三厘 為末和匀

一方 牙疳

川連一両 煆月石一钱 胆礬一钱 氷片少許

牙疳散 研末搽之立效

川連五分 胡連五分 胆礬一分 兒茶一分

煉石散

白礬研成細末大桑枝一節打孔入礬炭火煆枯存性

取出為末吹之極靈

口疳珠黄散 深疳散走馬疳门 碧雲散

三散合吹亦灵

走馬疳

一方

鮮明綠礬不拘多少入鍋以炭火煅紅傾出以好酒拌勻
再入鍋内煅如是数次色紅研末入射香少許研和先以
温水漱盡腐肉以指蘸藥少許敷之有涎即吐出

黄亭丹

雄黄 一两　葶藶 一两

右藥為末猪油溶調槐枝沾藥點之

元圭散 走馬疳蝕口鼻

一 煅文蛤（入白凡在肉焼過）猪油塗之

柳英散 顧杏林

一 梧桐涙末吹之

没羽散 急疳蝕口

一 没石子末吹之

人龍散

一 蚘虫一条為末和入口疳珠黄散

二妙散

黄丹 五銭　梧桐涙 五銭

一方

走馬疳口疳

鬼饅頭一个人中白煅醋焠為末

一方

小兒出胎第一次屎烘乾加氷片少許

一方

雄黄 一銭　銅緑 二銭　為末吹之

一方

淮棗七枚去核將雄黄豆大七粒每一棗納入雄黄一粒煅存性為末搽患處去涎以愈為度

賽金丹

北棗一枚去核入鴨嘴胆礬一片紙包煅出赤火毒研末吹

會靈丹

走馬牙疳虫蝕牙腐臭

麝香一分　煅黄礬一分　煅青礬一分　煅明礬一分　上薈五分

蝦蟇五分 煅灰

為末研勻先以棉拭齦上血即用濕草紙蘸藥貼患
處即愈

百驗方

川連 五錢 不經鉄 栝蔞末 五錢 紅褐子 五錢 煅研 飛礬 錢半 五谷虫 二錢半 有尾煅
冰片 三分 黃蚕繭 五錢 煅

為末和勻再研連吹立效吹時先以米泔水漱口吹後
少緩須臾仍以米泔水漱之

蝸牛散

蝸牛連殼煅研吹患處

金鉞斧 治一切口瘡走馬瘡痘後瘡雪口名白瘡症急

之鎗連下二方

川連 冰片 薄荷 川柏末 甘草

青龍刀

白芷 銅青 冰片 甘草

綠纛旗 口舌生瘡

月石 元明粉 青黛 薄荷 百草煎 葯

甘艸　荊芥

走馬疳方

血竭 五分　雄黄 五分　薄荷 五分　月石 五分　浄没葯 五分

人中白 五分　螵蛸 去殻 五分　皃茶 五分　氷片 一分　麝香 一分

為末和匀吹之即愈曾有人以此馳名者

化府散　治痘後疳

雄黄 二銭　川連 二銭　銅緑 一銭　山甲 一銭　氷片 一分

五倍子 二銭　花青 一銭　枯礬 五分　麝香 一分

萬靈丹　走馬疳

石青一銭　辰砂一銭　元明粉五分　煅中白五分　青黛一銭

月石一銭　胆礬五分雲高　氷片二分

一方

川連二銭　牛黄二分　人中白一銭　煅月石一銭　雄黄二銭

枯礬二銭　麝香三分　甘草三分　氷片三分

先以濃茶漱口以药吹之

黄石丹

青黛七分 枯礬五分 川柏一钱 銅綠一钱 氷片一分
雄黃一钱 川連一钱 兒茶一钱 人中白一钱 月石五分
煆橄欖核灰一钱

石蓮散

川連一钱 胡連一钱 飛黛钱半 辰砂一钱 兒茶钱半
人中白钱半 氷片一分 月石钱半 上薈钱半 熊胆一钱

試效方

煆紅綠礬以醋拌匀如是三次為細末 雄黃 月石 芒硝

麝香少許 氷片少許

高氏方 凡人熱病之後或瘡痢後火毒留胃或小兒痘瘡之後變成牙疳白腐紅臭潰爛不堪或發痒牙脱腮腫色黒多致不救

一方 楊

五倍子一个去項入白礬罨紙封煅研 氷片三厘 麝香三厘 飛鹽三錢

川柏三錢 兒茶五分

先以烏桕樹根皮煑水洗後吹薬效

片月丹

川連二錢 人中白二錢 氷片一分 飛黛五分 月石一錢

胆礬三分

馬鳴散 治牙疳黑腐出血口臭

人中白五錢 蚕繭紙煅二錢半 白礬一錢 生五倍一錢

另用倍子一个入白礬在内煅枯研末敷之

青龍丹 走馬疳

蚘虫用尿洗净瓦上炙脆研末 氷片少許 青黛五錢

金霜散

川連 氷片 兒茶 飛黛

牙疳散

煅中白一錢 氷片二分 龍骨五分原一錢 辰砂六分 生石膏五錢

象胆散 走馬疳

上蒼一錢 川柏五錢 人言五分用紅棗去核每納信下煅去信俟烟盡淨

為末先以米泔水洗疳毒淨搽上藥即愈

天龍散 走馬疳

枯礬 二錢 另取五倍子一个入礬於內煅枯淨末一錢

煅中白 三錢 生五倍 一錢 蚕過紙焙 二錢半

為末先以米泔水同蠐螬虫洗淨以此塗之

射胆散

射香 少許 胆礬 二錢 銅綠 二錢 白礬 一分

為細末研勻搽患處俟涎出再以烏桕樹根皮湯

漱口

龍薈散

内金 地、龍 上蒼 淨乳香 煆白礬
麝香

一方
好墨研螻蛄極細末敷之立愈螻蛄去小腸膀胱故其
效如神陰虛不用

一方
銅綠三錢 胆礬一錢 生礬五分 麝香一分

星黃散 去馬疳蝕損骨

天南星一个當心剜空安雄黄一小塊在内以麺裹燒俟雄黄出汁以盞盖合定去麺研末入麝少許摻之

碧雪丹 牙疳

炒五倍一兩 煅白礬一錢 銅緑一錢

一方

雄黄一錢 石緑一錢

為末先以米泔水洗淨吹之一方石緑更銅緑

立效散

青黛 川柏 枯礬 五倍 米泔水洗摻之

珠子散

山梔一錢　先以水潤透每个刺眼三五个入明礬如小豆大填内煅先以水漱净搽之

五珠散　劉

蜜炙柏三錢研　紅棗五个去核入信二分在上少許　煅紅存性研末搽

劉聲泉痘痳方

雄黃　煅牛糞　每末一錢加氷片二分

劉方

○明礬水先漱口然後吹藥輕者用松羅茶漱口

溪疳散　治走馬疳亦治口内毒疳鎖口疳

白礬三錢　雄黃三錢　銅綠三錢　冰片一分

化疳丹　胡國香云極靈

木連五分　雄黃五　桐油蘸煅灰存性加冰片吹

走馬神丹　懐

人中白一錢　冰片少許　射香四分　銅綠一錢　綠礬一錢

滕氏方

銅青六分 月石一錢 雄黄錢半 煆中白六分 青黛六分
氷片五厘 川連一錢

一方
五倍入白礬在内燒過研末吹之

蝸牛散
蝸牛連殻煆研吹患處

一方
焦五倍一両 枯礬一錢 銅青一錢

龍溪散 草田 紫腫黑腐惡痏欲穿者

銅青一両 人中白五錢 五倍七錢人炒黑 冰片一錢 元丹五厘

施昌年將馬止痏散

棗子灰三 生死中白三 瓦楞子生者不過塩三 冰片少許

白玉丹 龍九

胡連五分 胆礬五厘 兒茶五分 冰片二厘

治走馬痏穿腮破唇一切口瘡等症

仙草散 湘梅

野莧菜根 煅灰 氷片 少許

青龍散

杜牛膝根汁漱口并爲末塗之

走馬靈丹 湘舟云 極靈

活鯽魚 三四兩斤 童便一小鉢放魚在内自死浸一宿

取出煅灰每灰一錢加珠子末二分氷片少許吹

三礬散

青礬 黃礬 枯礬 射香 少許

蒼壁丹 馬梅圃

薄荷 五倍 雞内金 青黛

爲末吹之

走馬散 金孝文

黑棗一枚去核包明凡在内煅末橄欖灰研末

野莧菜根煅灰研末和匀吹之甚效

金棗散

白砒末 紅棗五个去核

將砒分裝棗子五个内慢火煨棗砒不响者存性

黄連等 青黛〃等 人中白等 氷片三分
不落水内金五分陰乾 共為細末吹ゝ

。純真散 治走馬疳原方以此根皮打汁嗽口今改為散
鳥血根皮切片晒干為末連皮根煎湯嗽口以末吹ゝ即效

紫金散 滕氏
煆凡等 氷片少許 人中白煆等 煆五棓等
為末吹ゝ

治走馬疳吹口薬

活鯽魚一个放在屎桶中浸一夜晒乾
用新瓦一張上炙灰存性加冰片少許

鎖口癤凡唇角爛而色白八寶膏搨之延及唇內腮內者係癤口癤珠黃散吹之

瑤珠八寶丹　口癤珠黃散　神白散

甘草丹　黃連膏

鳳凰膏　鎖口癤口內毒癤
雞子廿个去清用黃燩油去渣調
輕粉半　川柏二　搨之即愈

平遠樓傳秘方目錄

生肌

。龍井散 打傷每次服一錢或錢半用兜土麥

酒下桂元核去黑売切片晒乾為末破傷

風摻之紮緊即能生肌去腐

。止血生肌八寶丹 利

血珀錢 淨乳香錢 生龍骨錢 血竭錢

赤脂五 淨沒藥錢 兒茶錢 煆石羔錢

各為細末和勻再共研勻貯好摻患處

不可泄氣

生肌方

淨乳香三錢　鉛粉一錢　氷片卜　兒茶一錢

淨没藥二錢　輕粉二錢　血竭二錢　龍骨一錢

為末腐盡新肌生摻之立效

赤珠散　治癰瘍腐肉脫落摻此藥能長

肉　較珍珠八寶丹效倍之

血竭三錢　煆石羔五錢　陳吐絲烟五分　兒茶五分

大蚌殻 左碩者半括去黒衣研細末等 煅赤脂 等 氷片 臨用加乳鉢半氷片下

上丹石 等 以川連等煎汁煅碎研飛

為極細末如煮灰色

珠珀散

浄乳香　浄没薬　血竭　龍骨

血余炭　緯丹　輕粉　兒茶

為細末和匀

大八宝丹 草田

珍珠七卜 西珀末 乳香末 象皮末

生龍骨末 氷片少許 血竭三钱 浄乳香末

浄没薬末

為末極細和匀

生

肌薬了 沈居白 漏之後用此收口 趙氏書科秘

方隨干收用不可加減

珠子末 兒茶末 氷片三卜 白歛末

象牙末 龍骨末 輕粉五卜 白芨末

辰砂半 花蕊石半 血竭五

為末飯為条子陰乾

生肌散 葦田 腐肉去盡

淨乳香三 淨没药三 熟石羔三 辰砂少許一

研細末

生肌散 腐肉已盡新肌未生一

淨乳香三 淨没药三 龍骨末五 兒茶五

血竭三 輕粉三 鉛粉五 冰片半

為細末和勻再共研勻

生肌十寶丹　生肌如神

珍珠一錢　冰片一錢　炒象皮五錢　鉛粉八錢

白蠟五錢　淨乳香八錢　沒藥八錢　輕粉四錢

兒茶二錢

研末無聲為度濃茶湯洗摻之一方有

血竭八錢

馮存仁生肌方

三仙丹す　浄乳香ミ　浄没薬ミ　龍骨ミ
赤脂ミ　緯丹す　石羔牙 尿浸
一方
金瘡断筋
白芸香末敷之
○龍井散
龍井散　三仙丹
新旧敷之

○海浮石散
浄乳香　浄没薬
為末和勻

銀雪膏　夏月瘡毒不收口
煆丹石（三黄汁淬再以童便淬）煆龍骨末　数百年水龍骨分
浄乳香末以達末　浄没薬末　官粉分
輕粉五　射香卜　冰片五　黄占分
白占分

取為細末以猪油另熬熟去渣入二占溶化晾冷入末攪勻

參珠散 名十三太保 生肌收口如神

金箔 三十張 西珀 分 邊竭 錢 淨乳香 錢

人參 二錢 輕粉 錢 兒茶 分 珠子 錢

象皮 錢 杭粉 錢 煅龍骨 分 淨沒藥 錢

白占 錢

為末敷瘡口即收

大成散 沈啓白 一名波斯藏 治一切痈瘡久不愈者
珠子三分 氷片三分 射香五分 乳香一分
輕粉一分 痛甚 辰砂五分 飛黛五分 熱甚加 兒茶一分
淨没藥一分 血竭一分 西黄一分 熱甚加 煆象牙一分
童便淬麦 甚加之 枯礬少許 痒甚加 大土鼈三个 疼甚加之 龍骨少許 治闲加之
甘石三分 童便煆 腐加 亀頭一个 或脚魚以煆存性 腐亀以加之
為末乾摻或人乳調搽以生肌膏蓋之
象珠散 不拘何患潰不收口

製甘石 八両 如絳雪法 赤脂 五 煅飛 煅龍骨 八下 飛

西珀 七分 煅珠末 五 辰砂 半下 血竭 一下

象皮 半下 焙末 乳石 甘草湯製一伏時飛六分

研極細末每藥入

氷片 一下 研勻敷之

斂肌散

大棗灰 半下 氷片 少許 血竭 半下

研末和勻敷之

龍珠散　腐瘡生肌

煅龍骨一錢　净乳香一錢　煅赤脂二錢　掃盆一錢

珠子六分　象皮二錢研炒　净没藥一錢　海螵蛸一錢

射香一分　血竭一錢　氷片三分

為末少許摻上膏盖

辰砂散

三黄煅龍骨三味飛用大能生肌

苹珍散

毒瘡用此收口

海螵蛸三錢 没藥三錢 净乳香三錢 煅珠子分

龍骨石錢 兒茶錢 血竭二錢 雄黄錢

輕粉分 焙象皮錢

為細末和勻敷之無力者不用珍珠亦妙

巽土散

煅内金 煅舊棉

存性為末摻之

素粉散

白膽　軽粉

為極細末

沈啓白霊秘長肌散

煅盤雞一只土　血竭半　兒茶半　氷片下

為末搽入漏孔内收口

紅參散

人參一分　紅花棉煅三分

手指甲煅本　研細末搽

歛肌散　刀傷不合口摻之

陳楊花爲末摻之

入止血門

止血生肌散　刀斧傷出血不止

淨乳香　兒茶　绛丹　龍骨飛

淨没药　三七　炒棗皮　煆石羔研末

爲末摻之

生肌靈丹

淨乳香末　煆龍骨末　人參末　輕粉半

嫩兒茶一錢　淨沒藥一錢　煅赤脂一錢　象皮一錢去黄

冰片少許　血竭一錢

研細末和勻

生肌散　多骨脫肌肉生遲

潮腦二錢　龍骨二錢　輕粉五分　淨乳香一錢

血竭二錢　赤石脂五分　石羔五分

乾摻油帋蓋

長肌丹　先以爛管後用之生肌

珠子八卜　水粉末　輕粉末　煅龍骨末

淨沒藥末　川柏末浸湿　淨乳香末　炙内乙金末

兒茶末　血竭末　鳳凰衣焙末　象皮砂炒末

為末極細和勻或作條子

八寶球琳丹　腐去生肌

人參末　淨沒藥末　血竭末　龍骨末

赤脂末　淨乳香末　輕粉末　陳白臘末

珠子末　氷片末

為末摻之

生肌散

血竭錢 土貝錢 龍骨錢 淨乳香分

象皮錢 象粉錢 兒茶分 石羔三錢

赤脂三錢飛

為細末

止血丹 治血瘤血出不止

廣皮墊子內洋棉花為末

立玄散

寒水石煅兩半　净乳香半　龍骨半　緯丹半

花蕊石煅半　净没藥半　輕粉半

右為細末和匀

紅玉散

寒水石煅半　血竭三錢　净没藥三錢

陳升藥錢　乳香去油半　兒茶錢

如無寒水石以石羔代之

生肌散

紅升　血竭　浄乳香

射香　氷片　浄没薬　等分

研細末和匀

生肌珠珀散　治悪瘡結毒不收口

珠子　錢　海巴　一个　西珀　錢　官粉　才

浄乳香　錢　水粉　才　兒茶　八下　氷片　下

為末掺上生肌

紅粉散 沈啓白 治痼瘡口紅色腐肉不移

紅粉灵丹半 即三仙丹加辰砂分量二味各研末 凡牙煅枯各半

珠子末 豆腐製 淨乳香末 淨沒藥末 兒茶末

為末摻患處

生肌八寶丹

兒茶末 淨沒藥末 生龍骨末 冰片半

淨乳香末 血竭末 赤脂末 象皮末

為細末

生肌大八丹刘　患久不收口掺上即歛

人参一钱　西珀一钱　血竭五分　桂粉三钱

珠子一钱　煅龙骨半钱　净乳香半钱　净没药三钱

各研末细和匀再研

参珠大八丹刘

人参一钱　邊竭三钱　生龙骨三钱　俱遗净乳香三钱

人指甲五分　煅丹石三钱　求斤三分　净没药三钱

珠子一钱　桂粉三钱　西珀三钱

各研細末無聲為度再共研勻

八宝丹 刻

珍珠五 西黃分 象皮錢 切片炙 西珀錢

煅甘石錢 生龍骨錢 輕粉錢 冰片下

為末摻之生肌如神

生肌八宝丹

珠子 西黃 血餘 冰片

西珀 人參 血竭 象皮

浄乳香　児茶　浄没薬　龍骨

軽粉　為末和匂

生肌八宝丹 太山　生肌最妙

浄乳香半　生龍骨半　氷片分　象皮錢

血竭錢　浄没薬半　赤脂錢

為末和匂

小八宝丹

象皮　珠子　乳香　龍骨

冰片　淨沒藥　西珀　珠粉
血竭　韶粉　人參　兒茶等分
共為末和勻

大八寶丹

雄黃錢　辰砂錢　淨乳香半　珠子錢
西珀錢　牛黃錢　射香錢　冰片少許
淨沒藥錢
為末摻之毒已去射香

生肌八宝丹魚

珠子才　西珀才　象皮才　龍骨才

血餘　兒茶　西黄才　人參才

乳香才　沒藥才　血竭　輕粉

冰片才

八宝丹

珠子卞　絲棉灰卞　冰片亍　血竭丰

寒水石ま　兒茶丰　西珀才　乳香丰

龍骨錢　雄黃錢

爲末摻之

外科八寶丹

珠子一分　象皮錢　氷片下　没藥錢

血竭錢　赤脂半　西珀錢

爲末摻之収不収口加龍骨半　煅螵蛸半水飛

八寶象皮散

象皮丹　珠子錢　氷片錢　兒茶錢

乳香去油半　没藥去油半　血竭一錢
為末和匀

傷科八宝丹
打傷破碎外症收口

象皮切晒一錢　净没藥去油一錢　净乳香去油一錢　血竭另研一錢
兒茶一錢　輕粉半　龍骨一錢
為末和匀

神效八宝丹
西珀五　乳香五　兒茶五　净没藥五

珠子八 血竭ホ 煅象皮ホ 冰片下

五宝散 治外瘍去腐生新再速

人脂甲半 紅棗ミ 去核逐个内藏指甲以長髮半扎

象皮半 蕉荷半 在瓦上炙末或成団存性取出

研極細末入

射香ホ 冰片下

研和酌用

西洋十宝丹

氷片卜　射香卜　辰砂三钱　兒茶三钱

乳香三钱　歸尾五钱　雄黄四钱　子红花四钱

血竭三钱

為末研極細磁瓶貯

珠黄八宝丹

珠子一卜　象皮三钱　西黄卜　煅龍骨三钱

西珀三钱 灯心同研　氷片一卜　輕粉二钱　煅赭石二钱

珠珀八宝丹

淨乳香　淨沒藥　血竭　輕粉
龍骨　兒茶　血餘炭　偉丹水飛
為細末和勻

十珍丹　生肌收口
參三七下　輕粉作下　千年石灰三錢　淨乳香三錢
淨沒藥三錢　白臘三錢　血竭三錢　冰片下
降香末才　象皮三錢切片焙去油研

五宝散

人脂甲焼半　珠子半　人足甲焼半　血余炭半

氷片半

研細乾摻

六神丹 范氏　瘡背已潰腐肉不脱用之悪之發熱

可治不熱者難治

韶粉五分　辰砂分　雄黄分　没薬分

軽粉分　浄乳香分

為細末以猪腰子切開摻薬在上貼之日易四五

臨用加氷片六分為末

王氏生肌散　刀斧砍傷跌打損傷搽之即收口

大黃八兩　金毛木鱉一兩　五棓子一兩　川連八兩

川柏一兩　以上切片　甘石一斤

將大黃等用水十碗浸三日後入鍋熬至三碗

以棉濾去渣存汁將甘石用瓦封合上下用炭煅

粉紅色為度傾入藥汁內少頃如有成塊白

色者取出再煅加後藥

牡蠣分 煅過見風者 二分 血竭二分 輕粉二分

杭州烟脂分

為細末磁瓶收之

如下疳諸毒不收口每藥末一錢加氷片下

摻門子元

同研末摻之極灵

補元丹

割下人足老年煅末麻油調之濕者乾摻

驢蹄皮亦可

平肌散 諸瘡久不歛

煆陀僧兩 花蕊石兩 白龍骨兩 淨乳香錢

輕粉錢

為細末乾摻須要和匀

生肌散四

煆石羔兩 龍骨錢 血竭分 煆珠子錢

為細末摻之

大生肌散　諸瘡不收口

龍骨半　兒茶錢　血竭半　象牙屑錢

射香下　綠豆粉分　珠子分　氷片下

共為末摻之

收口散

淨乳香錢　淨沒藥錢　血竭錢　珠子下

兒茶錢　氷片下

氷石散　生肌

煆石羔等　龍丹等　氷片少　五仙黄灵丹等

研細入氷灵丹研匀收

一方

山上白牛屎陳者為末摻二三次此屎経風霜

漂白者

收口散

煆龍骨等　兒茶等　滑石等　氷片少

為細末摻之

象皮散

猪前蹄草煅两 象皮煅木

為末篩細和匀吹入瘡孔收口

断鱉散

净乳香两 净没药两 螵蛸半水煮煅 赤脂半

熊胆半 冰片木 輕粉半 飛丹半

血竭三 煅珠三 生龍骨半 射香木

共研細末和匀早晚上二次膏盖收口

真珠散 劉五本 結毒生肌掺患處

珍珠末 青黛中 輕粉下

研末和匀

梔花散 葦田

千年陳石灰八分 大黄斤 取半同炒 俟灰色变梔花

色研細掺之

金石散 生肌亦治廣瘡

煅石羔九末 黄丹末

為末和匀掺之

止痛定散 葦田

磁石 分 醋煅 柔脂 分 净乳香 分 净没药 分

為末掺之

諸瘡不收口

芸香 等 輕粉 等

為末掺之或猪油調塗

紅壁丹 生肌去腐去惡水

煆寒水石研丹　黄丹

為末摻之

斷筋復續方　又傷斷筋

旋覆花根為末先以根汁瀝瘡口後以末封之

數日其筋即續日三四

止血薬

一方　止血

烏樟根皮

為末敷之

一方　金瘡出血

血竭　為末敷之

一方　金刄傷及箭傷血出不止及杖瘡

三七末　摻之立止

花石散

花蕊石 即花乳石煆

為末敷之

一方

椶櫚皮 煆存性 血餘炭

為末摻之

一方

海螵蛸摻之血立止

完壁散

降香末 微炒出汗 研 炒五錢 研

為細末摻之

丹鳳散

熺肉堂、 血竭 花蕊石 氷片

歛血散 淮

煆龍骨之 無名異 煆研 白几 半生半枯 研

淨乳香之 炒五錢 去油 半生半炒 淨沒藥之

為末摻之

監軍散

龍骨半 象皮炒半 血竭之 降香之

半夏之 白占少許

為細末

定血斂口散 刀斧傷出血為末摻之立止血

淨乳香 兒茶 飛龍骨 飛丹

淨没藥 棗皮 飛石羔 三七

止血散

洋棉花白毛一兩為末摻之在廣貨店廣皮墊子內者

止血生肌單提散　刀斧傷出血不止

淨乳香　飛龍骨　三七　炒桑皮

緯丹（雲玄換　白古）　淨沒藥　煅石羔（飛）　兒茶　等分

為末摻之立止

○

金鎗玉寶丹（七厘散）　刀斧傷跌打止血生肌

浄乳香 半 浄没薬 半 紅花 半 射香 下

氷片 分 兒茶 半 龍辰砂々 血竭 分

。

一爐金 劉 刀傷血出不止摻之即止

鉛粉 分 水銀 半

二味貯銀罐内煆透起花紋為已和匀取出

研末摻之

。

一方 養恬

生龍骨 分 桂元肉核 半 白占 分 五倍 分

降香半　無名異煆半　牡蠣半旧棉花灰半

慈血丹春　止血極灵

無名異匁煆丸　血餘炭弐　炒蒲黄之　血竭匁

白占匁　陳棕炭匁　軽粉弐　生龍骨匁

為細末

白英散　刀傷割頭末敷凝

白臘為末敷之即止血

三仙丹

降香節另　五倍子另　三七半

為末摻之

刀傷丹

参三七　淨乳香　血竭　陳石灰

為細末

珠珀止血散

参三七半　降香半　白占半　牡蠣半

淨乳香半　血竭半　淨沒药半　文蛤半

不經火為末敷之立愈

二立散

陳棕灰　棉花子灰

一方　春恬

生龍骨研　桂元肉核半　白占研　血竭半

五倍半　降香半　無名異煆半

參香散

三七　白占　五倍子　降香

乳香 牡蠣 血竭等分

不經火為末敷之

桃紅散

胡桃隔煅 陳石灰 血竭 降香

丙占 等分為末和用

立應散 金瘡血出不止并諸瘡久不完口

寒水石煅四兩 花蕊石一兩 龍骨一兩 黃藥子一兩

淨沒藥半兩 黃丹半兩

為末和匀

行軍濟急丹

龍骨半　象皮半　降香々　血竭々

生半夏々　白占　少許

一方

淨荔子煅炭為末摻之

○龍丹散

桂元肉核為末摻之

一方
油透ノ古帽子ヲ焼存性為末刀傷ニ摻之

五仙丹 金鎗血出不止或用治痳瘡
生五倍末摻之血立止

紫藤散
降香末摻之即止外以馬勃蓋之或以焼降
香末摻之

出箭方

花蕊石有白點者煆〻次為末搽患處四圍前

以印止

止血方

壽奴末搽之　或螵蛸末搽之　或黄牛胆（煆存性 前用）

或血餘炭末　或白薇末　或原蚕末

塞血方　兩傷甚出血

色棕櫚外皮之芦叶晒乾為末調塗瘡口初時

甚辣痛即血止肉合

二三一

一方
野苧乃晒乾爲末摻刀口血即止
箭頭入肉
象牙屑水和敷即止
一方
紅絲棉燒灰摻之
釘戳穿手足掌
黄糖　生炭屑

打和塗之即止痛而愈

文香散　金刃傷

文蛤　降香 炒

為末乾摻紮緊皮肉自合如傷深加飛滑石少許

使緩合不內潰

刀瘡藥

龍骨 瓦　白芨 瓦

為末摻之乾用水調

箭頭不出并針刺不出不論咽在胸

螻蟈打汁滴上三五度箭頭等即出

沉香散　血溢不止

生龍骨匁　淨乳香匁

研細々末摻患處

一方

芸香三匁　龍骨匁

為末子篩細摻

程雨亭方　專治刀傷跌損指及耳

降香　荔支核

二味煆灰敷上即速

魏司寇方　刀斧箭一切損傷

生半夏　松香粗草帋攤火上去油研末

研細末帶血摻之血立止收口

至寶丹

藤黃二　白占二

先化古藤黄去沫麻油二兩煎好下二味熬膏

斂血散

白芨分　煅石羔分　為末

一方

觧出箭頭与鉄炮子

乾莧菜末与沙糖塗之

參香散　刀斧傷止血生肌五日即無痕

炒降香分　炒文蛤分　血餘炭分

為末和匀敷之

完真散

花蕊石煆 煆甘石 龍骨 共為末

金刀散

降香片炒枯無香氣研 炒五倍研

紅銅末煆紅研醋淬不拘次數待黑色為度

研匀飛丹拌前藥紫色為度

斂口生肌散

花蕊石煆紅 淨乳香 淨沒藥各研

將石煅紅于二味內蘸冷烱出再蘸以酥為度

出火毒研細

一方 治刀石傷

松香 乳香 沒藥

同煎換水三次白臘生半夜入四兩研末塗之

花石散

降香 刘寄奴 花蕊石

為末等分先以甘草湯洗然後掺 血止痛緩如破

傷風腫亦消周時結疤

一方

五倍　降香　自然銅（煅）　嫩松香

為細末摻之血止痛定立效

止血定肌散

當歸之　桑螵蛸之　龍骨之　淨乳香之

血竭之

為末塗之

刀瘡藥

松香脂兩　降香節兩　血竭五錢　沒藥半

炒文蛤半

為末敷之

内府金瘡膏

藤黄兩　血竭三　乳香半　淨沒藥半

白占半

為末麻油十二兩和煎去渣

定血散

煆龍骨三〃 五倍半生半炒另研 淨乳香三〃

無名異煆研 淨沒藥三〃 白芨半生半枯另少許

為末摻〃不作膿不怕風血〃立止

立應散 金創血出不止諸瘡久不生肌

寒水石煆研半 黃丹半 花蕊石半 龍骨半

淨沒藥半 黃葯子半 為細末

海龍散

螵蛸乙 炙象皮乙 浄乳香乙 飛龍骨各

血竭乙 輕粉乙 為末搽之雞子黄油可也

一方

生半夏錢 松香錢 白占三錢 浄乳香三錢

浄没薬三錢 龍骨三錢

一方 金瘡血出不止刀斧傷急救如神

浄乳香錢 象皮錢 珠子三 氷片三

兒茶錢 没薬錢 血竭錢

丹龍散　金刃箭傷生肌長肉定痛止血諸瘡完口

龍骨兩　淨沒藥半　寒水石半　輕粉半

淨乳香半　滑石半　枯凡三　黃丹半

為末摻之蓋以膏

退痛生肌散　刀傷血出不止

炒象皮〻　三七〻　淨乳香〻　煅石羔〻

飛丹〻　兒茶〻　龍骨〻　沒藥〻

為末摻〻

一方　刀傷金傷忌飲水及房甚[illegible]

降香末等　牡蠣等　三七（若如無 以外三七代之）

生半夏等　血竭等　五倍子等

陳白臘等　乳香等　象皮等

抑血平肌散　刀傷血溢立止

象皮（白占刮末同炒黄色研末 切片炙）

降香〻　陳石灰（同生大黄炒黄紅色去大黄）

血餘炭〻　白占〻　浄乳香〻　浄没葯〻

血竭工　為細末

止血散

血餘炭　血竭　淨乳香　淨沒藥

氷片

如法製度為細末和匀

麻薬

八靈丹 華岡

川烏尖半 艸烏半 生南星半 生半夏半

北辛半 蓽撥半 胡椒二 杜酥半

研末滚水調敷或用燒酒

桂花散 華岡

射香少許 生半夏五 蓽撥五 杜酥五

花蕊石五 淨乳香五 胡椒五 丁香八

淨沒藥錢　三七錢　川烏錢　草烏錢

肉桂錢　風茄子錢　生南星錢

研末滾水調塗

五芝散 列

生南星　生半夏　閙楊花　華撥

杜酥錢半　生曬為末研極細

二花散

曼陀羅花 八月採即風茄子花錢　火麻子花錢 一名芸蔴

為末酒調塗

南烏散

川烏　艸烏尖　生南星　生半夏

川椒

為末唾調敷之

星椒散

南星　半夏　川烏　艸烏

川椒　石灰少許

共為細末

素芳散

茉莉花根為末敷之

葯線

◦完肌散　治痔瘤繫之痊者七日重則半月必枯乾

瘻而丢脱下用珍珠散生肌

芫花半　壁錢半

白細扣線半　水一碗同煎至湯乾

◦三品散

白砒半　明凡二两

研細銀罐內煅細青烟已盡旋起白烟片时约

下紅徹取下隔一宿取出約有砒元淨末再加
雄黃兩淨乳香兩共研極細末厚糊爲藥
條陰乾

烏桓散
川烏兩　芫花半　北辛半
入水煮滾去渣入絹線慢火收乾

大成散線
鮮芫花根錢　雷丸半　杜酥錢　艸烏兩

水二中煎一中去渣取汁用生絲五入藥汁内汁存一小杯晒乾又將漬以汁盡爲度晒乾色好六七日取出露天晾絲同絲爲線

消管方

蜣螂一个 陰乾 水浮 三次

爲末以紙撚蘸末入孔内漸漸生肉藥自退出愈

點之丹

白揀入 以下皆用麩

明凡两　金脚信半

煆末去烟净除恶肉及管

黄捶入

白砒本　杜酥才　番硇本　為丸调同上

紅捶入

砒五　雄黄本　飯燃為丸条

六仙丹 刘寿塘 米方傑　痔漏年久貼骨疽捶入即化不疼神效

白砒两　辰砂钱　青塩钱　火砂两

水銀落入青鉛ミ研細研　白礬研

如降法成研細末米胡条子

。黒拔管丹高尚翁　一切無名腫毒立消

水銀ミ　烏鉛ミ落化研　銀硃　雄黄精

輕粉　杭粉ミ　射香ミ　百艸霜ミ

研勻細末上膏盖貼ミ

拔管丹

老虎牙煅猪胆汁淬九次不　人指甲研汐炒下　當門子另研下

杜酥半 着甲脊骨煆半

研細焼酒為丸芥子大入管内膏盖

拔漏管丹

辰砂五 雄黄三 硫黄半 水銀 开溶化去 鉛半研細

如上法或則研細或為条子揷入管中

拔管条子 宏 凡一切漏管以此条揷入管即化出

全蠍尾 三十条水洗淡晒乾 壁虎尾 三十条 吴蚣 明 卅个

各為末和白白芨糊為線

線藥

活壁虎尾打爛陰乾或為末加入黃丹白芨汁

為末陰乾打入管中

凡蒂小而明大者用此繫之

丹仙方

活蚱蜢三十个　活蟻螂三十个　入竹筒煆存性

活蜘蛛焙十个　氷片一下　射香一下　青黛半下三味共研

辰砂一匁　水銀二匁　雄黃二匁

三味入大蝦蟇肚内入銀管銀封固煅一炷香
為度同前末鱉血拌和為条子

化漏管条

大蜘蛛一个煅 泥去固 煅胎髮一团 人指甲三分煅

胆礬下 雄黄下

為末和白黃占為条入漏内七日全好

化漏药線

药母
硃砂下 乳香下 氷片下

綠豆大粉為綠陰乾日上二次藥毋痔门

馬蹄綠刺漏管不愈

以馬蹄切細絲為針刺入孔內

冷管方

人嘔出蚘虫煆先以甘草水洗塗之

毛氏化管藥条

降香 三分 草藥 卞

和匀白芨汁為条揷入

文麟丹

文蛤末　血竭末

和匀塞漏内

退管生肌奇方 程星橋

蠨蛸木　白丁香木　蜈蚣木　轻粉木

共為細末分作二堆一半用雄雞腦子打糸晒

乾入漏内三日後一半再用

净乳香㸃　净没藥㸃　兒茶㸃　血竭㸃

射香下為末氷片下
陳米飯打条入管内七日自然生肌

沈氏拔管丹 懐

白雀花瓣 蚘虫
先將蚘虫晒干為末同白雀花瓣打条再以蚘
虫末滚和晒乾打漏管無不神效

退管錠子 沈啓白 外痔以此二三次打入孔内硬管卯卯
出諸瘡漏皆然

灵药二　雄黄五　杜酥五　净没药卜

净乳香卜　射香下　蚝蝍蜒三个　白丁香力

桂粉卜

為末和匀打飯同药為錠条如粗灯心二寸長

陰干收用

元黄散

烏骨雞脛骨雄黄末貯骨内塩泥固濟火煅

红取出存性去泥用骨研细二末飯打丸条以纸

燃送入内外以膏盖此方取朽骨及漏管

五公散

大五棓一个開一孔入蜈蚣一条湿纸包裹煨為

末先以葱湯洗搽药膏盖每日一換斂口如神

四傑散丹

蜣螂　螢火虫　壁虎尾　螻蛄　等分

炙存性麩糊成条入管内自將退出

至寶丹 子衡传

煆甘石两 以連淬　辰砂半　生龍骨半　冰片少

輕粉半

碗一只甘艸襯底以濕艸紙覆之將輕粉鋪艸紙

上外用盞蓋之濕麪糊口縫上蒸三次共研極細末

塵敷之

妙靈丹 未試過　先用銀匙探至根以藥条入管內

玉簪花根 白者焙 另　番打麻 焙 末　馬兜鈴 炒乾 另

磁石 煆 末

為細末麩打糸入管二化再揷入

養生丹 沈居白 内消痔漏百發百中

猪大腸一条雌者入朴硝多兩竹紮住入瓦罐

水三碗煮將乾鹽泥塞口勿泄氣煅研用

象牙硝（屑）炒研 煅中蝟皮 二張 淨乳香 三錢 雄黃 三錢

地榆 三錢 猪懸蹄 廿四個切片 土炒 淨沒藥 三錢

射干 八錢 山甲 廿四片 土炒 白芷 一兩

小活龜 三個 煅 炒槐米 一兩 朴硝 一兩

青塩半 明凡半 大黄半

黄牛角腮煅一斤 黄占一兩 蜂房帶子焙乙个

自然銅醋淬七次半

共為末蜜丸每三錢空心酒下日日服至半月出管

一月愈不用生肌藥

冰硇

冰硇条子

田螺五个去殼取肉線穿晒干研末加

冰片二分 硇 硇砂二分 白砒半 白凡半

麩畏煨熱為末水拌作細条晒干先將線紙捻条溶
葱占洗之探管深淺然後入藥条用膏藥封貼其管
自退

爛漏管方 陈雨之

大蜘蛛十个黄泥封固做成罐晒干蜘蛛入内封固文武火燒紅取起待冷取出蜘蛛每重才加冰片末研匀化膿入藥飯打為条子上管内外用膏貼膿一夜管即爛出上生肌藥

生肌附方

珠子卜　炙内金卜　煅象皮孑　煅龍骨孑

鳳凰衣子 柏末子 淨乳香多 淨沒藥多

血竭錢 兒茶錢 輕粉錢 要真者研細

水粉錢

為末上成条子

拔管方 石華

紅棗去核入人指甲嵌滿用髮紮好煆研搽

管內如水多加參末少許

痔漏退管內消丹

黄猶臟近肛门處一尺將葯放在内兩頭紮好煮透倒出即用狗腸打丸桐子大每服三錢開水送下

退管散

黑羊角一对 猪蹄小爪十四个 牛角尖一对 蜣螂十四个

象牙屑一两 刺猬皮一两

六味為一處鹽泥包鐵鍊包裹煨過為末加大蒜末乳沒葯乳香各三錢雄黄三錢和匀蜜丸桐子大空心陳酒下

愈漏丸　治痔漏如年久一料無不愈

蜣螂一千个　猬皮炙錢　川連錢　象牙屑錢

為末南棗為丸每錢滚水送下

一方　極灵

蜣螂晒干为末　江子肉打錢

和匀棉紙作線外以果之打入孔內

鎔毒丹　一切惡瘡丁瘡尤妙

蟾酥錢　牛黃分　蒲黃錢　草麻肉錢

硇砂一分　射香一分　雄黄二分　杜酥一分

冰片一分　巴豆肉半

為末搽之膏盖

升藥

○升藥

水銀两　皂凡炒两　火硝二两　雄黃半

為細末升一炷香時

比金升刻　楊梅瘡

辰砂半

研勻入鍋內噴淨水三口碗盖封固升之刮下

研細紅棗十枚煮爛去皮核研爛再研和攤手

銀罐中煅紅待白烟出盡取起研入氷片三分掺

如痛珍珠散掺若燥痛以麻油潤之

大紅升刘

提一切管疙瘩肉腐不脱

紅升或綠色雜色升两两塩三錢再升三炷香

五仙賽金丹

水金两　食塩两　皂礬两　火硝两

明礬两

升打荷花色或白色取下以篩細研末每兩加

入射香七分化管提腐

紅靈丹

水銀兩 白礬兩半 火硝兩半 辰砂錢

塩泥封固乾麦柴八斤燒完為度或炭火煉

三炷香

五宝霜 梅瘡及惡瘡

水銀兩 白礬二兩半 綠礬二兩半 雄黃錢

辰砂錢

研勻鑵盛灯盞盖定塩泥固濟文武火煉

九轉靈丹

先將雄黄辰砂胆凡各两半研細入汞銀两研至不見星用紙色好放小鍋内以碗蓋〻棗皮紙燃条拖濕沿塞碗边再以塩水研如糊塩須手研如左旋則左到底封口固密以炭火慢〻逼乾又將塩加工烘干几三次然後將爐土四圍擁之碗露一半地上打鉄釘三个謂之

三足置鍋子上下加炭火三炷香先文後武碗底常
以濕棉絮蓋其上香完冷定開看有藥已升上矣
此之謂一升其渣沉底者勿用將碗仍覆原處
紙燃封口塞塩擦封固圍煉土俱如前法將鍋
放冷水內于碗上加火打一香則藥降于鍋底
矣此之謂一降不必再開取起待冷次日仍入
三足爐升之不必三香約一香便可升共九次
降亦九次十八日工夫而丹成此是真正美藥

原可用碗恐不放心故以大銀罐代之上不必加濕
棉塞孔外降時最防水銀走失若有氣外
騰以竹棒取夾濕棉收之置水盆內如係水銀
氣冲則附于水面如土氣則不凝此係外科
聖藥去管生肌收口拔毒化腐無一不妙本症
隨宜摻藥俱宜加入如漏管飯打為條塞之
一日即出仍以此藥外敷近日外科俱用粉霜
不過一升而已但粉霜敷之必痛以青鹽綠

凡故也此用辰砂雄黃為妙

五仙升丹　痔漏廣瘡結毒禿瘡及外症不收口

水銀兩　鎗硝兩半　辰砂兩　雄黃兩

明礬兩半

先將硝凡入火酒一小杯傾勻內炭火炙乾再用銀辰砂雄黃鉄船內研細不見銀星為度照三仙升法先文後武四炷香為度摻瘡口數次即愈

紅升藥

水銀两 牙硝二两半 辰砂钱 雄黃二钱

白凡两钱

燒酒和匀用塩漿醋猪脚爪弃角末京墨塩

泥固濟鑵口升三炷香时

譚天球白升藥

水銀两 白凡两 火硝两 辰砂二钱

雄黃二钱 青塩二钱 鉛二钱

為末溶化閙水銀内同研入陽城鑵升加入前藥

三仙丹

水银两　白凡两　火硝两

貯小鍋内碗盖好外以石羔光粉末噴水每

碗面不可泄氣出黄烟升二炷香先武後文

五烟神丹 仲淳

石胆　丹砂　雄黄　礬石

磁石各两

為粗末用有盖大瓦盆一个装五药于内

燒三日三夜蓋上烟津以筆取之注瘡内則

惡朽皆變出而愈

五宝靈丹　沈啓白

辰砂火两　礬石水两　胆凡木两　雄黄土两

明凡金两　水銀两

和匀入陽城鑵内照法升之

生肌白玉靈仙　汪盈美　此丹治一切癰疽餘毒未盡

毒者不完口用此方許搽患處即拔毒盡

淨長內真奇方也

水銀 二兩　明凡 兩　火硝 兩　綠凡 兩

鉛 兩

先將鉛放鍋內投入水銀研和再入後三味研末炒乾同前銀鉛研貼陽城罐內上用鉄油盞頭蓋定加鉄條于盞上鉄線扎緊棉帋塞口縫外以煆石羔末醋調封固盞加炭火二塊使罐上々封口乾而堅固用火鉄釘三只釘地上將罐

架铁钉上以坚大砖置锅底外砌百眼炉升

三炷香时

另用盐滷酒调罐子泥如稀糊铁丝扎笔将

在竹管上如罐缝有绿烟起即银走也急以

笔蘸盐泥多刷在烟出之处封固不使烟

出为度

第一炷香只将火在罐底煉如火大则银飛去

第二炷香用大半罐火烧之以水時刻刷盏

第三炷香太平鑵口用扇搧之以筆蘸〻水頻〻刷恐勿使汞(銀)飛盞上

三香已畢冷定有盞上靈丹刮下研細磁器內貯勿令泄氣

拔管漏升丹

辰砂二錢　雄黃三錢　硫黃半　水銀兩溶入青鉛半研細

五仙黃升

火硝兩　白凡兩　陀僧兩　水銀兩

共入鍋內碗合好升二炷香取出聽用隔年者佳

降

○八仙丹　降藥之最灵也

飛辰砂三錢　月石半　火硝兩半　白凡兩半

塩兩半　皂凡兩半　雄黄三錢　水銀兩

照常法降如升之即名大升丹

大降玉靈丹沈　去腐灵藥

石青半　水銀兩　辰砂半　食塩兩

綠凡兩　火硝兩　金頂砒卜

先將石青辰砂火硝各研細末用擂鉢研勻次
入砒研勻再入水銀細拌々至水銀星不見然
後入綠凡研細再入塩拌勻將元宝銀鑵一隻
放微火煉熱候鑵底紅用磁瓢漸々加增超
下一瓢等烊起泡再入一瓢漸々加候乾
取下少停片刻將熱鉄匙放鑵口離約三分擱
作十字撐緊再用木盆貯水六分內放空器
一件以盆一只放于木盆水中將銀器輕々覆擂

盆內用塩泥週围紮緊再用細泥蓋上留罐底先
用文武火燒一寸香武火燒六寸香爲火退稍停
去泥用筆掃盡將罐輕輕取起盆底者即靈丹
也此方驗過毋忽常熟郡吳翁傳

白靈丹

白砒半　皂凡半　青塩半　火硝半

明凡半　水銀半　硇砂半

研細入大銀罐內結胎時爲烟盡取出用瓦油

盞既將銀鑵合轉四邊鹽泥封固不可出氣上加稻柴灰四分上用紅炭蓋煉三炷香研細

白降丹

辰砂二錢　雄黃二錢　月石半　水銀一兩

牙硝二錢半　食鹽二錢半　明礬二錢半　皂礬一兩半

以上各藥研入大土銀鑵內用陰煉法此藥性極利害要用可二三厘加飯為丸放膏上貼患處不可多用配法列後

丹頭半 辰砂土 熟鴉片半 冰片下

土狗下 焙乾

合研為末每用二三厘飯丸置膏上貼為刺破

其功更速毋論疔發背諸症不過三丸

一治患濕日久頑肉不知疼痛先用丹少加射

香五厘調水搽上起泡或以膏貼之一日一換收死

肉咬爛再用此配丹清敗肉毒去瘀後再用五寶

配丹二三帖再用三仙配道丹成功先時腐肉

可用細茶煎濃煎加鹽一撮日洗二三次或花
椒生艾葉同煮洗之腐肉轉紅色則用甘草
洗之其口將滿則不必洗
一治新久頑癬十餘年死肉用此丹加射香
五厘調水搽之數次至痛甚則用甘草湯收
藥洗去即起一泡痂乾即愈

外痔方

丹明一分 西珀下 冰片二厘

共打末敷痔日三次

漏管丹 明下

西珀下 冰片五分 射香三厘

黑棗擂匀作線捧至管內日洗日換化管為膿

三仙配丹

丹明木 西珀木 辰砂木夏天熱此二味加倍用之

珠子夏則加倍之 射香五分 冰片下

研匀听用

三仙成道丹

牙硝 两　白凡 两　綠凡　雄黄 三钱

水銀 两

用陽升法如添牙硝則用半

五虎拔毒丹　無名腫毒瘰癧结核瘤大如杯

丹頭 本　熟鴉片 五分　冰片 下　土狗 焙干 下

辰砂 本

白虎丹

水銀一兩 皂礬一兩 青鹽二兩 牙硝二兩
白礬二兩
共研不見赤星為度

五寶霜 梅瘡

水銀一兩 白礬二兩半 綠礬二兩半 硇砂五錢
雄黃五錢
研勻盛罐灯盞蓋定鹽泥固濟文武火煉
升每以三分入乳香少許膏貼之極灵

平遠樓方目錄

瘡毒瘡核　玉门

嶹瘡石疽

附骨流痰

丹瘤脂瘤

癭瘤

項下癭氣　即氣喘

傷寒蘊毒

梅核氣

疔

○立馬回疔丹　過疔刺頌

杜酥本乳化　番硇五　蜈蚣炙一条為細末

雄黃　射香　飛辰砂各下研極細水飛

白丁香　淨乳香

為末糊如麦子大

沈啓白拔疔散

灵丹半　輕粉下　杜酥五酒化　白砒升下

辰砂飛五　雄黃不下　白丁香五　射一六下
尖蜈蚣一条　淨乳六不
為末和成条子麦子大遇疔刺破將藥插入膏盖

應氏追疔丸　追臘疔一粒于瘡口先以刀撥用藥
後膏盖经宿拔出疔毒
杜酥五汪化　番硇五　天龙一条汪炙　雄黃五
江子肉七粒一　白丁香五　輕粉五
為末水飛麪丸如麦子大辰砂為衣

拔疔錠

蟾酥一个 去麪 番硇 卜 白砒 三卜 悬煮換降丹

為錠小針刺出血納入瘡內服菊葉汁冬用

根打汁

拔疔条

升藥 降藥 番硇 一方無此 為末 白芨糊打条

為末白芨

拔疔錠子 莘田

巴豆下 生草烏牙 杜蘇下 射香六分
將蘇燒泥化開

消疔散 加宮秦六圓
金頭蜈蚣 中ノ虫の条去 以足焙 杜蘇草 射香六分
白硼砂 辰砂三分 雄黄六分
為末疔初起以涎調敷疔之四圍正中留
一孔如豆大已用刀者不可用

一方

芭蕉根打汁服之

一方

菊花葉母打汁飲之冬用根或用白菊母

甘草母

水煎服

一方

烏桕樹根皮叶打汁二三盞服取下利根亦用

抜府散

硇砂末 白丁香末 蜈蚣末 血竭末
射香末 金頂砒不下 淨乳香末 輕粉末
為末所杜酥末酒化為丸苓子小帯以便
挿入疔孔
○黒拔疔散 刈
鉄綉半 氷片下 白信末 生磁石半打研
射香半 粉丹末 為末
拔疔錠 葦田

白丁香一粒 杜酥二匁 焼酒化開敷疔尖即愈

一方 圍疔金箍散

欝金分 白歛分 白芨分 白芷分

大黄分 緑豆粉分 軽粉半 川柏分

○拔疔錠 刘春塘夫子

白砒两 戎盬錢 明礬錢 火硝錢

水銀錢 皂礬錢

右用陽城罐結胎用大鉢一个四圍監瓦中

放灶所用碗一隻坐冰盆一隻坐冰碗上冰不
着盆將胎罐合在盆用只一泥四圍用紅
炭倚在罐上三炷香為度煉好即白降丹
白降丹杜酥化劑用丹為三角錠曬乾遇疔即
以刀刺破嵌入此藥候膿化腐脫

指上諸疔

百雄丹

蜈蚣　雄黄

為末麻油調塗

手背皸裂

大風子油塗之

臭田螺

白靈丹 御傳丹 治年只者

以白靈丹上之上在四國高突處

一善長巻陳雅患此先請陳芸田先生診哉

及一年無效爾至刈愛邊方思之藤細生地

連翹歸身土貝赤芍陳皮烏薬八甘草内服

定痛丸十四粒上白靈丹高低腐肉上幾及二

旬而愈元治此非白靈丹不可此妙使之但

上肘頗痛須交代清楚

手脂疔瘡口起努肉或起瘰反花

煅烏梅研 熟地炭研

為末和勻搽之膏蓋

蛇頭蛀節代指膏

雄黃 朴硝

豬胆汁少許豆油調

吊毒散刺 蛇頭疔

連城散丹　雄黄二分
和匀
一方
雄黄末一　猪胆汁一半
雄黄拌入胆　内套上者治蛇頭疔
香酥丸搭白
雄黄五　杜酥二下　射二下　蜈蚣一条
猪胆汁去汁一半入药下套指上

一方　女人鵝掌風

無夷子　五棓子

各末蜡調七白不可下水能白脱二三次愈

一方

五棓子末桐油調炭火熱〻二三次

一方

千〻活叶打爛塗上

一方　鵝掌風

川烏钱　防風钱　蒼朮钱　荏粉钱

荆芥钱　艸烏钱　赤芍钱　首烏钱

地丁草钱　艾叶钱

水煎洗三四次愈

一方

鵝掌皮五付炙黄研末猪腰半斤注釀露一钱

白蜜浸三五日搽

仙禽散　亦可治油灰指甲用之極灵

白鳳仙花打爛塗油灰指甲上外用皮套之
一日一換別色亦可

一方 鵝掌風
生蟹殼砂仁殼煎湯每日洗之約四五日
油灰亦漸脱換新好者

秦克明方
猪胰子一隻係雄猪不落水切碎用銀硃拌胰子
手上擦口入銅鍋內以白湯煎再以銀硃擦手
湯內薰洗即除

甲疽

金危丹　治手足甲疽腫痛

煆黄色蛇蛻等為末和匀米泔水洗去甲

入内處敷之一頃痛定神效

一方　甲疽腫痛

膽凡再煆烟盡研末塗之不過四五次即愈

一方

血竭末敷之

一方
銅緑丸末塗ニて

化努散
乳香五 沓烟五 黄丹三下 輕粉半
橄欖核三个 焼存性
共為末香油調

瘰癧

蔡珍散　治癧疾經久及新起者服三兩服之

即消　活龜一个約重十兩火煆二三日泥裹候

內外俱透存性研極細黑棗打丸黃豆

大每服二十丸或三四十丸米仁湯下夜飯後下

一方

芸面丕化開以蓖麻子肉又十四粒打成膏

攤貼

一方 治未潰

韃花 馬齒莧

同打日塗患處

瘰癧丸

貝母两素 甘草两半 花粉两半 肥皂一斤

斑毛白米炒去頭足翅

每一肥皂去核入斑四個線縛蒸過取出

斑毛又去皂莢皮筋取淨肉十两為末同藥

共打如泥桐子大每五白湯下服下腹痛勿驚
憲此薬力追毒過也

一方
鹿膠　射干　熬膏貼之

一方
土貝母匁　白芷匁
為末糖霜調陳酒下之重者三服愈

一方

烟卤板埋土四十九日如要紧埋土七日亦可除

乾青果烟同研细末搽口神效

一方

五倍末好醋调涂

宏仁方

癞蝦蟇二个 苦参子廿 鸡蛋二个

福珍酒一斤煎至好去苦参蟾 食鸡蛋

及汪援云极灵

去核丹

猪胆二个入信錢同煎去衣調擦少許

十珍丸刘瘰癧痰核每服錢夏枯花湯下

製甲末錢 生者錢 海藻錢 昆布錢

製半夏錢 西黄下 当门子下 川貝去心錢

製南星錢 雄黄錢 蜈蚣二条炙去頭足 全蝎二条去毒

製蚕錢 明元錢 辰砂五 防風錢

為末糊丸椒目大辰砂為衣

瘰癧丸 王袖海

胡桃劈開將肉老鼠夾住紮好泥固炭火

煅存性去泥研為末每日三錢酒下已潰即斂

未潰即消

全蝎膏 专治瘰癧不拘已潰未潰即效

全蝎三只 麻油兩熬去渣再熬以炒丹

兩許收之

琥珀膏 沈啓白 治瘰癧及腋下結核或膿潰水不絕

成漏

西珀分　白芷半　木別半　防風半

松香半　木香半　當歸分　桂心半

木通半　辰砂半　丁香半　麻油二斤

先將珀桂丁木三者硃砂為細末其餘入油

內浸七日然後煎至藥枯去渣下丹一斤柳

枝不住手攪勻滴水成珠取起將珀等末

投下攪勻成膏貼之

一方 按云極灵

保元膏攤小加樟冰鉛〻末漬即消

○消癧丸

芋艿一斤切片生晒大葧薺洗去芽切片生

晒一斤為末二味和匀加入後藥

海參四両 象貝三両 甘艸一両 夏枯牙

牛蒡二両 陳皮三両 元參四両 蘇子三両

牡蠣牙 当帰三両 合歡皮四両

為末夏枯草煎汁丸每日三次

消痰膏　貼痰核瘰癧痰頗灵一膏貼兩日方見

膏门丸

中活龜約十兩外一个泥煨三日存性為末

打丸服之

烏龍散

五棓末調消貼之已潰以寒敷硬處消

腫軟堅

靈寶救苦丹 一名白靈丹 治瘡痛發背流注流

痰鶴膝風癱痪氣血凝滯及一切無名

腫毒初起未潰者百發百中已潰亦有見效

參三七三錢 射六錢 飛礬石三錢 川貝母三錢

白芷三錢 川烏三錢 山慈菇三錢 防風三錢

花蕊石兩 花粉三錢 草烏三錢 半夏三錢

南星三錢

右藥俱生用不見火選日擇淨室忌婦人

孝服雖大毒見以烈日晒燥研極細磁瓶盛
臘去口勿泄氣臨用量大小將此藥少許搽
膏上貼

白靈丹 菊言

南生星 草烏 生半夏 山茨菇
川烏 射上门

為末和勻搽風疾膏蓋之

紫玉簪花散 湘 未潰即消已潰即斂

紫玉簪花葉踏小粉並熱將汁並葉貼一日

一夜

瘰癧膏

白玉簪花葉霜打過三三次取三斤打爛入

好醋三四斤浸七日熬膏敷〃其核自出〃

膿即消

一方 湘湖方先用熱湯未潰即消已潰即斂

白萼花叶一瓣用鎮江醋飯上蒸透如膏

藥様貼之極灵

○一方

八反膏加入壁虎末之攪和貼之

一方

鮮壁虎浸菜油中打爛或浸爛塗之

一方

麻油十二兩大壁虎十二条煎枯去壁虎將油入瓶紮緊埋土中去火之氣臨用以筆塗之

印殺或菜油浸活天虫廿条一月搨之

紫雲膏丹

好猪煮南京皂莢燒熗打和塗塊上

白歛散 張友樵出綱目

白歛切片晒脆為末以生白芨開水磨濃塗

取核灵丹 洗滌后亦有此方按云極灵

水銀 兩 皂礬 兩 月石 兩 鹽 兩

明礬 兩 后砂 兩 火硝 兩

丹三炷香取末白米飯打丸緑豆大辰砂
爲衣毎用一丸放磨上棉紙裹二三層一日
夜煎濁去剤核隨紙裹出丸可再用
一方有水粉可錬用降法降三炷只

消癧丸 華田　乳癧之疾

焙元参　土貝　牡蠣 塩水煅

爲丸

一方

一壁虎末搽之膏貼治瘰𤺋之

紅蠟錠

生南星五 海藻五 紅花五 氷片一下

生半夏五 昆布五 牡蠣五 射香六下

青塩一下

另将白芨兩许切片煎膏和煎药做成錠

子晒乾用时摩塗

一方

煆牡蠣末茶飯為丸服之治項上結核

一方 馬鞭草打汁酒下渣敷核上

一方 烏菱律之花不拘多少花生水画煎膏貼患

一方 土貝末陳米醋和搽數日暗消

一方

煆牡蠣　川貝母　為末

玉環散

瘰癧未破可消已破亦效

牡蠣另（煆為末）　甘草末等　臘茶服或以茶丸

一方

未破可消

生南星　生半夏　土貝　等分研末醋調勻塗

松心方

萆麻子十五粒　松香半　桂木力

同打砧患處

敷藥

陳小粉　白芨　五倍　半夏

南星　元胡索　川烏　草烏

淨没藥　赤小豆　淨乳香　大黃

白斂各匁　為末敷之

一方

南星匁　烏川匁　為末薑汁塗之

春豆散

末三春前蚕豆花煎湯服即化痘

消痘散

大黄 南星 半夏 五倍

俱用生為細末醋調

薛一瓢方

銅綠錢 硫黄錢 乳香錢

研極細末化入牛油燭二枚塗患上神效

壁虎散　壁虎一条胡桃一个去肉合之泥裹煆
研末
壁栗散　瘰癧潰者乾摻瘡內未潰者油調核上
煆栗子一个　壁虎一条煆　為末和勻
黄虎丹
壁虎一条瓦上焙雄黄末温酒服即三服
内消如破者黄脚魚足皮不拘多少破
羢褐煆存性芝麻炒黑等分為末填腐

一方

囊其內自生

用羊角數蒔威靈仙各　共入瓦罐內加水煎

數滾後角軟取出切薄片用新瓦燒紅將

角鋪上焙燥研細每灰一兩加木香六分白芥子三

為末蜜丸椹柳葱湯下或夏枯湯下服五

七日後大便下如黑羊屎小便出黑水自消

婦人如爛開兩膈服之亦效忌生冷葱炒房事

一方 瘰癧不完口

醋磨生南星放油紙上如膏薬様貼潰處

候乾加醋潤之

完口散 諸瘡癧不完口

陳白螺螄殼為末加氷片日〻敷之

百済膏

杏別四十九立 韶粉三銭 没薬銭 浄血餘銭

射六銭 香油一斤 浄乳六銭 斑毛十五个

血竭五 兒茶五
入別竭血條應枯下斑粉再熬下陀僧收
膏七日一換 七七收功

蝸牛散
蝸牛殼取牛乳半鍾慢火熬乳乾去取殼
研末入大黃末一分研勻每服皂莢紅湯
下二便出惡物愈

白靈丹
瘰癧已潰未潰將藥一粒放膏上

貼之切動七日後連根拔出用藥收功
水銀一兩 皂礬一兩 白礬一兩
火硝一兩 白砒二分
共研極細入罐升三炷香以煉臘子為丸
綠豆大曬乾如法用數藥二三貝上

一方 潰後不收口
射香一分 雄黃一錢 蛇殼一分 小五倍七分
天虫七分 蜈蚣七條 甲片七片
滲之內將平四圍將收即愈

黄狼丸

黄狼一隻瓦上炭存性研末加入後藥炙時

用泥裹狼多好去泥

馬蹄山芋肉一斤 昆布四兩

製南星二兩 煅牡蠣二兩 大荸薺一斤去芽生晒

海藻四兩 桔梗二兩 川貝母三兩

為末泛丸每日三錢開水送下 原方無荸薺

瘰核風痰

一方 項後結核去赤腫硬痛

生山薬一个去皮 萆麻子二个 同打研爛貼之 如神

溶痰散 痰核

南星半 姜汁拌晒為末 防風三 半夏半 明礬浸

白附子三

景星散 風痰

土南星一斤 為末 如治瘡毒 用清水煮溫

塗患上每日十餘次以消為度

色魚散

土貝母兩　生南星兩　生半夏兩　殭蚕兩

靈保如意丹

研末和匀蘿卜汁葱汁調塗

一方　韻

如意丹為末葱汁塗之

痰毒痰核

溶痰散　痰核

生南星兩去皮脂汁拌晒乾為末　防風錢　白附子錢

生半夏兩去皮明凡浸

為末醋調敷四圍留門如不退加楓瀝塗

消痰丸　治痰氣癭氣久不愈

海帶兩半　陳皮兩半　貝母兩半　青皮兩半

昆布兩半　一方昆布換海帶即治癭氣之久者

独聖散 治瘡毒

土南星 一斤

為末以瘡毒用清水煮調鮮者打塗

瘡毒散

炒牛皮 匁 炒白芷 匁 射干 少許

為末津調塗〻次

瘡核瘡塊方 内服二陳小胃丹

天南星 草烏 等分

為末姜汁調

痰核痰塊方

商陸根 生南星

合打塗之立消

化痰丸 義林當內方 程姓送之極灵每服一料均三十丸每日一粒一料均三十日服完治癧極灵

斑毛 輕者七个重者九个最重者十一个 去油以麪豆瓦上炙為末存性

焦飯滯為末均為丸小桂元大均三十丸

黑虎散 祝玉堂 治癧極灵

諸大壁虎一条去穀囊一个打開上一孔將壁
送入囊內紙封好煆灰存性研末分二服每日
一服黃酒送下重者二服輕者一服即愈

友樵方出綱目

白斂切片晒脆為末以生白芨開水摩濃
調塗湘舟方用葱湯洗末潰即消已潰
即斂

欝痰石疽

氷釋散

生半夏一両 生南星一両 白芥子一両 白及半

為末敷之

鉄箍散

見散門

軟堅散 石疽堅甚不作膿

橡斗子

醋磨塗之即消不過數次

附骨流痰

○春和散

生南星　生半夏　草烏　川烏

為末　紫蘇湯調

九牛二虎散　附骨流痰

牛左膨骨二枝　鹿筋　烏毛雞一只

虎脛骨 牛骨髓 煨二枝　牛膝　當歸

補骨脂　川斷　杜仲

木瓜　紅花　丹皮
為末蜜丸子午時服此行功

異類有情丸　中年氣衰并附骨流痰諸陰疽

鹿角霜三兩半　龜板炙酒浸七日研三兩半　虎脛骨水浸七日酥炙一兩半

鹿角膠一兩半用茸更妙

水火煉蜜入雄猪脊髓九條打丸梧子大

空心鹽湯下五十丸如厚味善飲者加猪胆

汁三合以寓降火之意

八神丹　流痰久不收口亦可治臁

五棓七分　雄黄五分　蜣壳五分炙　射三錢八厘

白姜蚕七分　全蝎七分　山甲七片　蜈蚣七分

掺水即收口

益精丸春恬　附骨流痰

肉桂三錢去皮　補骨脂四錢　鹿茸三錢　麻黄三錢蜜炙

白芥子三錢

為末和白鹿膠三錢溶化擣白前藥為丸

茶子不晒乾無服三包開外以

西党參三 玉竹三 蒼朮五 山藥五

麦冬五 川貝三

為末和白蜜水和包在前丸外晒乾無服

六錢牛膝湯下

十全散 羊田

白歛 白芷 白附子 火硝

川烏 白芨 白芥子 土貝

生南星　半夏各等　為末

二仙散　痰癥一切

甘遂　甘草各等　為末和匀

一方

白芥子末酒薑汁調内服陽和湯

一方

鳳仙子　水紅花子　生軍　皮硝各等

為末水紅花汁調

一方 王滄庭 此方穿珠巷眼鏡店小兒驗過

北寺前内教場中食死人之物其糞用水淘淨看有人骨在内取出洗淨為末入黄升藥二分氷片少許共為細末桃花紙包内作藥条插入管内不過七日管自下

薰（董）洗方 莘田

川桂枝一两 歸尾三錢 香樟木五錢 木瓜三錢

丹瘤胎瘤

馬錢散

木别仁爲末醋塗之日三上即消

千金散

續隨子末塗之自落

一方

赤瘤丹毒

煩無名異末葱汁調塗之立消

胎瘤方

初生小兒胸腹間紅色肉腫起不

瘡不起用萆麻子肉打爛塗在紅肉上幾

次即消

又方

萆麻子肉五粒入麪五匙打爛在紅肉上

水漬

又方

大黃一塊磨塗即消

三六〇

癭瘤

平瘤散

芫花根帯湿不犯鉄在木臼石器内打汁用
線一条浸一宿所縛瘤經宿即落未落再
縛一次落後以訶子乾背末敷之無根用
花汁亦妙

枯瘤散 初起未破根蒂小者

雄黄研末 斑毛廿个 緑丹末 輕粉末

白礬一錢　淨乳香一錢　番硇一錢　月石一錢
淨沒藥一錢　大田螺肉三斤　晒切片為末
共為末和勻醋調

○縮痛散　治火痛
大戟二兩　芫花二兩　甘遂二兩
為末先以甘草膏以淨筆塗痛之四圍
乾則又塗凡三次之後以此藥末醋調以
淨筆塗點　其中不可近甘草膏要好

三六二

此漸々收小中點悪肉旧汁自然進縮

驅瘤散　點疔去瘤瘀

信炒　下　雄炒黄　下　杜球　下　巴豆炒両　下

為末針刺瘤口照藥點々如瘰癧用輕粉　下

去杜球

杜
枯瘤散膏

海藻　昆布　芫花各兩

青炭灰水熬々成膏入米醋一碗再將生南星

生半夏五倍各等共為細末風化石灰加入再
收為膏粒〻粒過百日內初起者可消不
消再粒候消盡不粒

小黃膏

川柏 黃芩 大黃 等分

為末水調

神效散

番硇五 淨乳香五 淨沒藥五 冰片少許

射六分許 輕粉五 雄黄五 土黄五

辰砂五

為末以唾調爲糊塗痛頂上唾濕紙面

重蓋之日々加之須肉黒裂脱鉗去痛膜

而以生肌薬掺之

造土黄法

信兩 硇砂五 番别肉半 巴豆肉半

右以信硇末以木别巴豆打膏入石脳油

和作一塊油紙裹重包裹埋于土坑内四
九日取出磁器收貯聽用無石腦油亦可

一丹散

雄黃錢　粉霜錢　硼砂錢　掃盆半
淨乳香錢　淨没藥五　射香少許　土黃錢
為細末唾調塗瘡上頂以濕紙蓋之後用
小黃膏塗四圍以枯為度

生肌散　去瘡後

生龍骨　訶子肉　細茶

等分為細末搽之

一方

項下癭氣 卯氣派

黃藥子一斤洗剉酒一斗浸之每日早晚

服一杯忌一切毒物戒怒

傷寒瘟毒

傷寒耳後下及項間 腫時塗留明乾則易々見腫

消

見腫消草 白斂 生大薊根 芒硝 末

白芨 土大黄 野苧麻根

加蚤休亦可 山茨菇尤妙

梅核氣

梅核氣丸 周

茯苓 半 白蔻仁 半 檳榔 半 砂仁 半

苏梗 半 只實 半 川朴 半 半夏 半

青皮 半 南星 半 陳皮 半 神曲 半

姜 三片 益智仁 半

為末丸 臨臥下

噙化丸

胆礬五 月石木 牙皂五 雄黄木

明礬

為末紅棗煮爛為丸黄實大空心服一丸

内服蘇子降氣湯

消痰降氣丸

去皮茯苓半 廣皮木 製半夏木 檳榔半

砂仁木 白蔻仁半 只實五 小青皮五

蘇子木 益智半 神麯炒木 天南星木

製川朴末　生姜泡湯末為丸

脚氣

碩雅圭方 菊人 治患脚氣

大熟地 路ゝ通

一方 脚氣入腹脹喘急痛減下藥減下靈仙

末酒下二錢

一方 縐松心

貝齒 治脚氣極驗 矛曾用之

一方 治脚氣腫疼

木亦末酒調

一方沈

香樟木切片煎濃洗之為末亦可敷

一方百日一選方

脚氣上攻流注四肢

甘遂末水調敷患處再以濃煎甘草湯服

之其腫即消二物相反兩人各取一物相

和劑不靈

杉木節飲　脚氣寒熱兩脛腫大心煩体痛欲死

杉木節另　大腹皮洗　楮葉四十斤　檳榔斤各

右切斤順流水三升煎一升分三服一如服完

如大便通利黄水其病除根未愈過幾日

再服一二劑痛愈為度

一方　乾脚氣兩足瘦而不紅腫者

大田螺打爛入冰片少許塗脚踝骨上

一方　藤庭

紅新山查去核打爛塗足心揉好

脚風

一方 脚縫出水

緯丹 花乳石 即花蕊石

為末和勻搽之

○脚風散 葦田 収濕止痒

緯丹 半 白芷 両 蒼术 両

為末

金悦散 刘 蛔脚了

見散门

青山散 爛脚丫麻油調

山豆根另 青蒿根另 蓬蒿根另炙存性

集簡方 脚趾濕爛

煆石羔半 滑石另 枯凡少許

研末摻之

方珠散

見下疳门

流火

。流火散

沓别為末水调塗一日五六次應亡红退二

三日愈

。玄黄散　流火陰陽水调

生大黄五　朴硝五　為末和匀

鮑清川方

煆寒水石五　生军五下　蘿卜汁蜜调塗

一方

煆陳明瓦两　煆甘石半　氷片下

研末麻油調

一方

木蓮蓬藤葉煎湯薫洗後以豆腐渣

敷三日愈

三白散　流火之病

石羔两　寒水石两　滑石两

○柏葉散 華田 治流火

側柏葉半 川柏半 赤豆主 蚯蚓泥半

大黄半 埽盞主

為末鮮柏葉汁調

鶴膝風

○青花散

水紅花打末　葱打末　冲和散末　草烏末

白芥子生

異類有情丸

貝附消流门

一方

皂莢子二个去子　皮硝末　五棓末

為末

巽地玉宝丹

浄乳香ヵ浄没薬ナ地骨皮ヌ無名異煅半

射香下

右為末用車前子料汁入陳酒少許調

敷患處

漏蹄風

○三仙膏 刻

松香末一兩 猪油兩 去衣 連鬚葱白 廿个

樟 打和匀

黄龍散

浄乳香 川柏 水龍骨 陳石灰

麻黄根 浄没藥

為末擦之 先用夾紙膏收毒水

牛程蹇

凡足跟底牛程蹇已潰出膿完口有老堅

在底行步艱難痛

海螵蛸乾擦之三次漸腐挑去其根即愈

臨壁散　牛程壁蹇去老皮以此敷之

草烏身　鳳仙根身

為末和勻先洗塗之

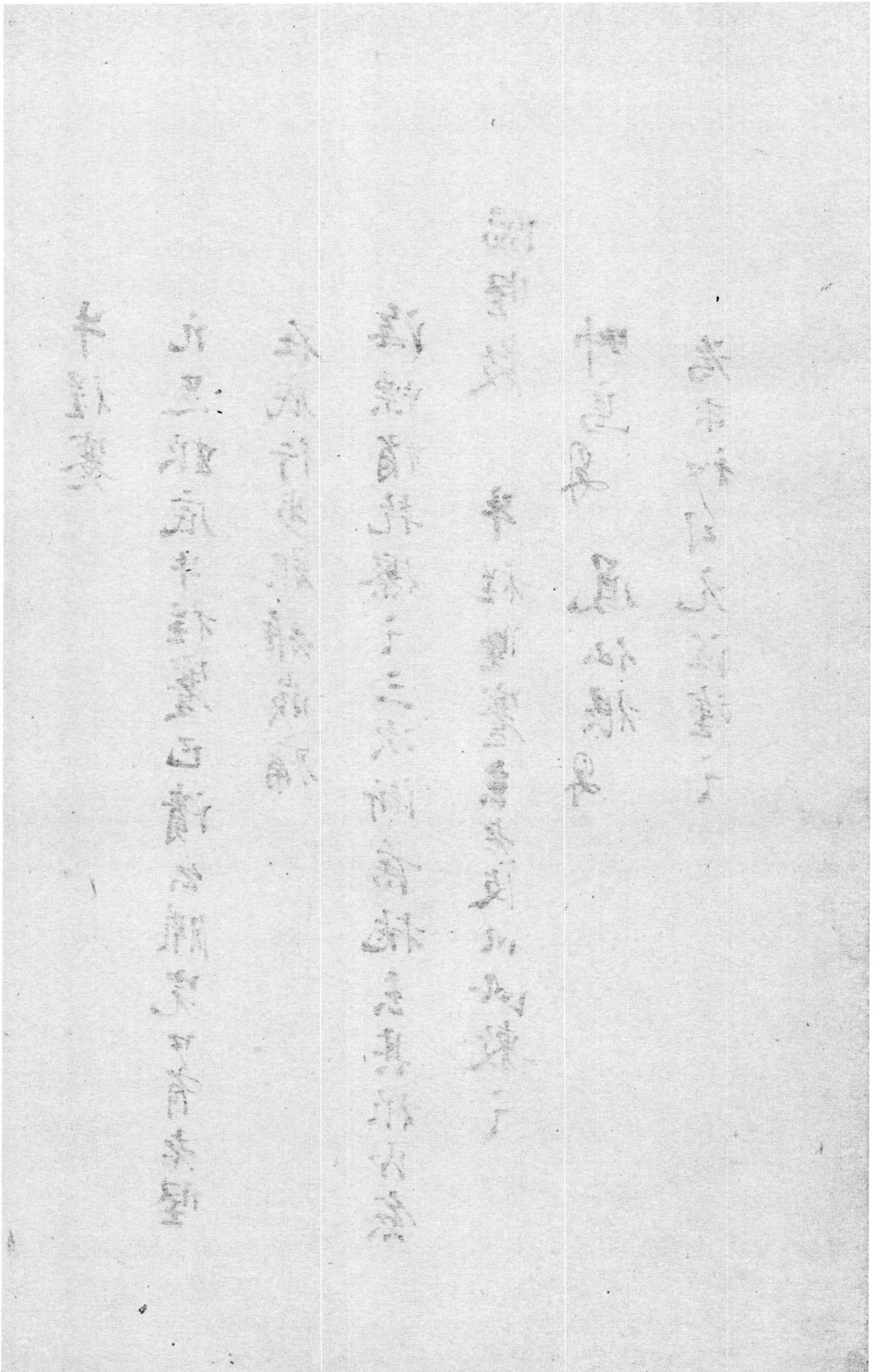

陰汗

○珍珠散 直 治汗湿痒

一方 甘石才 真蛤粉卜

研末撲之

王粉散

滑石牙 煅石羔呆 枯凡下

一方 研末撲之

一方 陰汗湿痒

陀僧末敷之

一方

没石子末糁之

清湿丹　陰汗治痒　一方蛤粉撲蚌粉

甘石五倍　蛤粉等

一方

蛇床子等　石菖蒲

為末撲之

一方
蒲黄末敷之三四次
一方
嚢出水不止揉以愈為度或去膿粉
研末香油調揉
一方
没石子為末撲之
一方
陰下湿汗

炬石羔丹　飛滑石丹　桔白元丈許

為未撲〻

牡丹敬　腹汗陰汗

牡蠣丹　黄丹丹　桔元丈許

為未撲〻

玉門

◦蘆薈丸 刘 陰蝕瘡

川連 五分 白雷丸 五分 上芦荟 五分 青皮 五分

廣木香 三 胡連 五分 白蕪荑 五分 鶴虱草 五分

射香 少許

蒸餅為丸如桐子大

◦氷草散 陰内燗

氷片 下 淨乳香 下 淨沒藥 下 血竭 下

煆甘石半　甘草二分

為細末摻之

○太無方

五倍　乳香

為末敷之或以此藥温洗只以五倍末敷之

陰挺下脱摻方

先以竹根湯洗者洗用五倍白凡少許乾摻

立效

敷薬

先以温水洗剃用五霊脂焼烟薫用草麻

子研爛塗上收入印洗去

點桃散　陰瘡蝕甚三次即愈

舊紅褐單焼灰　樹上乾桃單焼灰　童便煆甘石等

研末臨用入冰片少許三次即愈

仙合散　文接出血

五棓子末敷之

〇方珠散 刈 產後玉門碎痛 燙火傷 麻油調搽

子五六錢 葉汁調

活蚌四斤 鹽泥封固 炭火煅 烟盡 去泥研

細末 冰片少許 爲末和勻

保珍丹 陰户爛

煅牡蠣二錢 滑石三錢 冰片二分 老蚌灰錢

煅中白五 煅龍骨三錢

爲末搽之

紅蓮散 除中冷

遠志 半 生乾姜 半 蓮房 半 蛻痳 六本

五味子

為末每用棉裹納除中熱即效

翠芙散 除癩脫出腫脹色紅方

五棓子 飛黛 末 冰片 少許

為研末和白麻油調

一方 治雜痤子宮脫下或并有內纏

五倍末敷之以頂上用萆麻子肉打爛塗

之候收即取下

完玉散　女下疳

兒茶半　血竭三　川連半　冰片少許

文蛤　麩炒色白淡黄去殻

為末和勻入磁瓶

一方

醋浸五倍焙乾再浸存性為末加冰片五

以苦丁茶湯調敷即消

陰䕀方　猪油同藜芦末搨患處

陰挺洗方

川連本

煎湯洗淨

陰痒方　痒而發熱者先以切猪肝一長条

插入户過夜次日早取出如此二三次痒

減去後用後樣藥

煅陈蚌殻三钱　轻粉三钱　滑石三钱
冰片二分　儿茶三钱　煅中白三钱
煅龙骨六钱　枯矾五钱
麻油调搽患处